El Fin de la Enfermedad

Dra. Silvia Casabianca

Editorial OB STARE

El Fin de la Enfermedad
© Dra. Silvia Casabianca

Diseño cubierta: Editorial OB STARE

© Editorial OB STARE (para esta edición)
Apdo. de correos 122
Tegueste 38280. S/C de Tenerife
www.obstare.com; obstare@obstare.com

Primera edición: otoño 2008
ISBN: 9788493525903

Me gustaría dedicar este libro a todas aquellas personas que han actuado como agentes del universo para hacer de mi vida una escuela de aprendizaje continuo, o sea, a todas aquellas personas que han tocado mi vida, de manera que es imposible hacer una lista, sin dejar injustamente a alguien por fuera.

Muy especiales agradecimientos al equipo editorial de OB STARE por su fe en el potencial que encontraron entre estas páginas.

ÍNDICE

- Sistema reproductor: perpetuación de la vida
- Sistema nervioso: evaluación, relación, respuesta, regulación y conexión
- Sistema inmune: evaluación, reeducación, defensa, regulación y conexión
- Sistema endocrino: regulación, balance, conexión
- Entonces, los órganos se comunican
- Todo está intrincado
- El *sanador entrañable* responde a las demandas del medio ambiente
- Inflamación y reparación
- Dolor y analgesia
- Salud y enfermedad
- Nuevas teorías, fruto de la curiosidad
- El lenguaje del cuerpo

EL DESPERTAR

TRES HISTORIAS

1

El Maestro Tito[1] hablaba con fluidez ofreciendo explicaciones que el pudor de una mente científica ortodoxa rechazaría. Sólo un tímido rayo de luz veraniega entraba por la puerta semientornada de la habitación, y su voz hacía eco en la penumbra. Al acudir a este otro tipo de "médico", yo transponía la medicina que aprendí en la Facultad. Pero me preguntaba, al fin y al cabo, ¿qué es ciencia? No sólo se hace ciencia por verificación experimental. La consulta era para una pareja de amigos que buscaban solución para un problema de fertilidad, pensando que un posible tumor en la tiroides de ella era la causa de las dos "pérdidas" sucesivas que había tenido. Las palabras que el sanador pronunciaba eran absurdas para mí. ¿Infertilidad causada por "frío en el útero"? Siempre estoy alerta contra los charlatanes, pero también abierta a otras formas de explicar el funcionamiento del cuerpo humano. La figura de ese hombre de ojos y barbas negras que tenía frente a mí se me desdibujaba por instantes y percibía una luminosidad que lo rodeaba. Siempre que observo esto en otras personas, juzgo que se trata de un fenómeno óptico que visualizamos cuando entramos en un estado meditativo. Aún dudo que no lo sea. Su aura era atípica: se expandía unos pocos centímetros

---

[1]Todos los nombres se han cambiado para respetar la privacidad de estas personas.

alrededor del cuerpo, excepto por una especie de ala en el lado izquierdo que se extendía casi un metro.

El hombre, que se clamaba vidente, fue enfático en su diagnóstico. Mi amiga no tenía enfermedad alguna en la tiroides, y su problema de fertilidad se solucionaría con unas "tomas" de hierbas, ejercicios y cambios en la nutrición de la pareja. Mi amiga y su marido siguieron las indicaciones al pie de la letra y un año después el primer retoño de esta unión pataleaba lleno de energías.

2.

El Maestro Elías estaba junto al caballete, en el frente del salón, hablando de cosas que a mi hija y a mí nos sonaban a chiste o a disparate. A pesar de no haber pasado de los cuarenta años, le colgaban unas hermosas barbas grises de patriarca y tenía el cabello largo y ondulado del mismo tono plateado. Su sonrisa atrayente y sus palabras intensas capturaron mi atención a pesar del aparente sinsentido de algunas de sus frases.

Se había graduado en una reconocida facultad de medicina del país, pero llevaba varios años dedicado a ese otro camino que llamaba "Medicina universal". Su discurso tenía tal coherencia interna que sólo podía cuestionarse desde adentro del propio paradigma que lo enmarcaba.

Soy un ángel mensajero, decía. *Hay tres tipos de medicina: la de los abismos, que invade, intoxica, amputa y destruye; la terrenal, que se extravió al agregar alcohol como preservativo de los principios energéticos en que está basada; y la celestial, que vengo a revelarles y que respeta el cuerpo y su poder autocurativo.*

Esa primera charla me intrigó lo suficiente como para quedarme a cenar con él, pero no supe cómo formular las preguntas que me inquietaban. Cenamos en el comedor vegetariano anexo a la sede de su escuela de sabiduría, a donde personas procedentes de todas las vertientes de la vida acudían a escuchar lo que allí se predicaba. Varios de ellos eran pacientes del Maestro.

La escuela quería crear una academia de medicina alternativa, y el Maestro buscaba profesores de ciencias básicas. Por eso estaba allí, cautivada por la invitación a ser parte de aquel proyecto novedoso y atraída por gestos bondadosos y frases respetuosas.

Una de las muchachas que pertenecían al grupo juvenil que yo asesoraba por ese entonces rondaba por la escuela y se convirtió en el puente que me hizo regresar. Ella quería invitar a los otros jóvenes a escuchar al Maestro, y yo quería saber qué tenía él para decirles a "mis" jóvenes. Con todas las noticias sobre sectas embaucadoras en las noticias era mi responsabilidad saberlo primero, o así lo sentía. La escuela organizó un paseo al jardín botánico al que asistieron algunos de los muchachos. Yo llegué más tarde. En el prado verde, a la sombra de las inmensas ceibas, el Maestro daba su versión de la creación del mundo, una mezcla de mitología china, confuciana, budista y taoísta. Los jóvenes escuchaban y dejaban a medio digerir, desplegaban un tris de cinismo, cuestionaban. El maestro tuvo respuestas para todo, ninguna pregunta lo amilanó.

De regreso en mi automóvil, le pedí que me hiciera una fórmula de esas hierbas que tanto éxito tenían con sus pacientes. Así, de colega a colega, sin necesidad de más. *Mi salud no es la mejor,* le dije. Respiró aliviado. Respondió que había notado mi baja energía, pero tenía que dejarme a mí la decisión de buscar ayuda. Quiso que fuera a su consulta. El concepto de sanación por imposición de manos era para mí nuevo y ajeno. No conocía a nadie que la hubiera experimentado. Me parecía que las personas que consultaban con el Maestro y relataban significativas mejorías de sus síntomas, estaban gozando los beneficios de sus prescripciones no farmacológicas. Mi mentalidad de médica ortodoxa predominaba. ¿Acudía a él por simple novelería o porque mi alma necesitaba saber y ser capaz de creer en lo intangible?

En el patio trasero de la escuela, a la sombra de un árbol de mango, el Maestro me hizo permanecer de pie con las manos en posición de oración. Cerré a indicación suya los ojos y sentí sus manos a una corta distancia de mi cuerpo. Me pareció oírlo murmurar. Minutos después abrí los ojos y me explicó que había hecho una imposición de manos. Fruncí los hombros imperceptiblemente, como diciendo, "nada del otro mundo". Después hizo una lectura por radiestesia, utilizando un péndulo de cuarzo rosado, y sus dotes clarividentes se pusieron de manifiesto.

Escuchar su evaluación de mi cuerpo fue alarmante. La energía estaba muy baja en todos los órganos, exceptuando el riñón. *Ahora, vamos a mirar cómo está el sistema nervioso,* dijo; jaló el hilo de nylon para tensarlo y detener su movimiento, y se concentró. A los pocos segundos, el cristal comenzó a trazar pequeños círculos sobre mi palma y se detuvo rápidamente; y así, órgano por órgano. Aún no le había confesado mi adicción al cigarrillo, pero mis pulmones casi no pasan el examen, el péndulo a duras penas se movía. Él no hizo comentarios. Pero, al final, como vio que yo tenía millones de inquietudes, me mostró la oscilación del péndulo sobre su propio muslo. El cristal se aceleró y trazó círculos de unos quince centímetros de diámetro.

Miré el reloj y me afané. Tenía una reunión en la universidad. Quedé en volver en la tarde por la fórmula. Tomó unas cuantas notas en un papel y nos despedimos.

Mi dieta era bien pobre en esos meses. Me sentía agotada todo el tiempo, me dolía con frecuencia la cabeza, y la digestión era un desastre. Algunas latas de arvejas, dizque para que no faltaran los vegetales, pan integral y, de vez en cuando, un plátano o cereal de caja. Todo complementado con mucho café negro y humo: cigarrillos antes y después de las comidas, antes de irme a dormir y al despertarme, después de la ducha, mientras estaba al teléfono... Los únicos momentos en que no fumaba eran cuando dictaba clase o en una reunión a puerta cerrada. Y todavía tenía el descaro de preguntarme por qué mi cuerpo no funcionaba bien.

Después de almorzar, abrí por rutina mi bolso y al encontrar los cigarrillos me di cuenta con extrañeza de que no había fumado en toda la mañana. Pero no le di mayor importancia, había estado muy ocupada. Hacia las cinco de la tarde me telefoneó la amiga médica que me presentó al Maestro: *¿Cómo te fue en la consulta?* Al oírla caí en la cuenta de que no había fumado en toda la tarde y ni siquiera tenía ganas de fumar.

Cuando regresé por la fórmula, el Maestro me interrogó:

—¿Cómo se siente? ¿Qué ha pensado?

Mis respuestas fueron condescendientes. ¿Cómo iba a sentirme? ¿Por qué habría de haber pensado algo en particular? Ni siquiera había recibido su prescripción. Ningún cambio sucedería sin la intervención de algún producto químico. Mi mentalidad de médica occidental se imponía otra vez. Pero la tercera pregunta me dejó en suspenso. *Y, ¿el cigarrillo?* Bien, era posible que mi amiga le contara que no había fumado en todo el día, pero confirmé que no habían hablado. Entonces, el Maestro me dio explicaciones metafísicas que apenas si quería escuchar: que era un ángel que vino a hacer este milagro y que yo tenía que estar saludable para cumplir mi misión, y se refería a nuestro recién iniciado proyecto de educación alternativa. Con algo de impaciencia, solicité mi fórmula y escuché sus recomendaciones; acepté ensayar una dieta vegetariana y alcalinizadora durante tres meses. Han transcurrido quince años desde entonces y no sólo nunca he vuelto a sentir deseos de fumar sino que aún sigo la dieta que trasformó radicalmente mi cuerpo y mi salud.

¿Cómo se borra de repente la memoria del fumador que ha sido dominado por el vicio durante veinticinco años? ¿Cómo se deja una adicción sin pasar por la terrible ansiedad de la abstinencia que ya me había hecho regresar al cigarrillo en otras ocasiones? Mi mente inquisitiva se rebeló. Busqué las respuestas en el mismo Maestro, pero quedé atrapada en la sin-salida de su sistema de creencias. ¿Podía yo aprender a hacer por otros lo que él había hecho conmigo? *Desde luego*, me contestó. ¿El requisito? Ser perfecta. ¡Ja! Su respuesta desbancó mi interés por el momento.

No estaba preparada ni dispuesta para el tipo de reto que él proponía. ¿Quién es perfecto? Aprendí los ejercicios que hacía el grupo al que pertenecía el Maestro, y mi cuerpo se fortaleció; me alimenté como ellos, y mi cuerpo se fortaleció. Pero no encontraba con ellos la vida espiritual que buscaba. Como aprendiz impenitente, me interesaba explorar otros horizontes.

Un par de semanas después de la consulta, el Maestro me hizo llegar un frasquito de esencias florales de Bach (Don Diego y Árnica) que dio fin a la ansiedad residual que aún se manifestaba después de las comidas. Quise saber qué eran estas esencias y tropecé con los principios de la homeopatía. ¿Principio energético de la planta contenido en el agua? Se resquebrajaba aún más mi propio paradigma.

Todos hablaban de mi rejuvenecimiento. Me ejercitaba a diario. Me sentía energizada y empezaba a encontrarme dentro de mí misma, en lugares donde la serenidad no había entrado antes. Visité librerías y bibliotecas y me sumergí en ese otro mundo que nunca había explorado más allá de la superficie, el de la medicina energética.

3.

He escuchado en numerosas ocasiones que el maestro aparece cuando uno lo necesita. Creo que maestros somos todos los unos de los otros, y que a la larga encontramos un maestro interior. Mi hija ha sido mi gran maestra en un sinnúmero de materias, por ejemplo. Pero en el caso concreto del reiki, las maestras han aparecido no sólo cuando las he necesitado sino cuando las circunstancias son favorables para aprender de ellas. Así apareció mi maestra María, un año después de comenzar mi proceso de sanación, y tomé la decisión de iniciarme al reiki con ella.

La conocí en el restaurante vegetariano del centro de Cartagena donde siempre olía a buena comida casera. Me presentaron a una mujer delgadita de ojos muy expresivos y cabellos larguísimos, ondulados: María Adelina Sastre. Española. Maestra de reiki. No sabía qué era eso, ni siquiera lo había oído nombrar. Ella vivía en la ciudad desde hacía poco tiempo y estaba organizando una charla informativa para el día siguiente. El viernes en la noche estuve allí, entre desconocidos. Como siempre, fui la más curiosa y me olvidé del poder intimidante de mis preguntas. María era una maestra con notable carisma, sencillez y serenidad. Explicó que "reiki" era la conjunción de dos vocablos japoneses, "rei", que significa energía universal, y "ki", que se refiere a la energía que anima nuestros cuerpos. Cuando Rei y Ki fluyen en armonía, nuestra salud física, mental y espiritual es óptima.

Antes de decidirme a tomar el curso con ella, me entrevisté con una pariente médica que practicaba reiki. Quería información. Ella sabía que una sesión es más poderosa que las explicaciones. Yo tenía exageradas expectativas basadas en lo que conocí sobre la "Medicina universal" que practicaba el Maestro. Aprendí que en el reiki no se hacen diagnósticos y no se dirige la energía.

A los pocos minutos de comenzada la sesión de reiki, mi cuerpo se sobresaltó y entré en una profunda relajación. Y eso es todo. Nada de lo extraordinario que esperaba había sucedido. Mi curiosidad seguía casi intacta, pero de nuevo había sentido el efecto de algo que no podía explicar. Quería saber más.

Tomé el curso de primer nivel con María. Me dejé iniciar en el reiki durante un fin de semana, en una pequeña habitación al fondo de una agitada peluquería, olorosa a incienso y aceites, en un ambiente de música relajante. Sólo asistimos dos estudiantes.

Durante los breves momentos que duró la primera de las cuatro iniciaciones, sentada junto a la ventana para recibir los símbolos que serían inscritos en mi aura, mi cuerpo se llenó de luz y se hizo tan liviano que me parecía que iba a levitar. Experimenté una gran alegría y una enorme paz. Era un nuevo comienzo. Ni mi vida ni mi visión del cuerpo humano, de la salud o la enfermedad, volverían ya a ser los mismos.

MI CARTA DE NAVEGACIÓN

Antes de sentarme a escribir este libro, compartí por escrito mis nuevas ideas sobre la medicina con un colega y amigo y me dijo que era dura. Éste es, casi textual, el contenido de la carta que le envié.

Hoy se da un fenómeno que, me parece, transformará para siempre la práctica

médica. No para desprivatizarla, desgraciadamente, pero al menos para hacernos indi-
viduos responsables de nuestra propia salud. Me refiero a la ruptura de la dependencia
ante el 'experto', hecho que me sugiere un mañana muy interesante. Los incrementos en
las tarifas médicas y en los precios de los medicamentos, los errores profesionales que han
costado vidas, la consciencia de la importancia de nuestra participación activa en el acto
médico, nos están convenciendo de que no hay mejor experto ni nadie que sepa más de
nuestro propio cuerpo que nosotros mismos. Sólo necesitamos sintonizarnos con él.

Muchos nombres: medicina biológica, medicina alternativa/complementaria, me-
dicina integradora, medicina holística, medicina de la tercera era, medicina vibracional...
saltan a la palestra cuando se habla de cambio de perspectiva en las concepciones que han
predominado en Occidente en los últimos tres o cuatro siglos sobre salud y enfermedad.
Desde que se nos abrieron las puertas de Oriente, y prácticas ancestrales como la acu-
puntura se facilitaron al escrutinio general, distintos paradigmas se disputan el privilegio
de ser pioneros en la interpretación de los descubrimientos subsiguientes o los únicos
privilegiados poseedores de la verdad. Pero al explorar sus planteamientos es innegable lo
mucho que tienen en común, a pesar de que sus teorías estén estructuradas con palabras
que suenan diferentes.

Distintas publicaciones dan cuenta del florecimiento de hipótesis que confrontan
verdades que hemos dado por sentadas durante siglos. En 2003, [la revista] Scientific
American publicó el artículo '¿Es la tridimensionalidad real o una ilusión?' sobre la
teoría holística aplicada al universo. Rupert Sheldrake explicó en los noventa la existen-
cia de un campo morfogenético en el cual se diseñaría nuestra estructura física. El autor
Fritjov Capra ha venido hablando del sistema inmune como una red de comunicaciones
internas y lo llama nuestro segundo cerebro. La Teoría del Caos nos muestra el entrela-
zamiento de todo el universo en una infinitud de sutiles relaciones y nos hace un llamado
a ser corresponsables de todo lo que sucede en él ahora y mañana.

[La revista] The Scientist publicó en 2004 un pequeño estudio, 'Longevity gene,
diet linked', de David Secko, que confirma que el tipo de alimentación interfiere o esti-
mula la expresión de ciertos genes en ratas (¡revive teorías lamarquianas que habían sido
desplazadas por el darwinismo!). Se comercializan aparatos eléctricos, imanes y luces,
tratamientos no invasivos que actúan como antiinflamatorios. La investigación confirma
que el reiki acelera la curación de una herida y el tiempo de coagulación de la sangre que
mana.

Han nacido nuevos caminos para la ciencia en los cuales no se avanza tan deprisa
porque no se cuenta con suficiente apoyo gubernamental o privado para la investigación e
implementación, como sí lo obtiene la ciencia 'oficial'. Hasta ahora, se le han abierto posi-
bilidades sólo a los productos que tienen valor comercial. Por eso, mientras se compite por

mutar genes en los laboratorios, clonar organismos o tratar enfermedades con células madres, la nueva medicina se queda en la sencillez de verdades tan viejas como Hipócrates: el alimento ha de ser nuestra medicina, hemos de respirar aire puro, mantenernos activos, restaurar el balance perdido y, en fin, estimular nuestro médico interior. La ciencia de hoy no parece interesada en seguirle la pista al porqué este fulano empezó una remisión 'espontánea' del cáncer terminal después de hacer introspección sobre sus limitaciones para amar y perdonar. O por qué los síntomas de este zutanito con sida desaparecieron después de haber suspendido los antirretrovirales y cambiado el estilo de vida de manera radical. La ciencia de hoy, con las debidas excepciones que confirman la regla, parece concentrarse en una arrogante carrera por proveer al profesional de la salud de medios —léase poderes— para controlar el cuerpo de los pacientes y 'reparar' lo dañado.

Quizá la tendencia arrasadora hacia la privatización de la medicina que nos es familiar sea justamente un síntoma de su agonía. En los setenta, la novela de Arthur Hailey 'Medicina Peligrosa', ficción bien documentada en la realidad, alertaba sobre los riesgos de una investigación científica liderada por los laboratorios farmacéuticos. El cuadro que él dibuja es el de una medicina al borde de lo fraudulento, donde la calidad de la atención depende de la necesidad de reducir los costos para garantizar jugosas ganancias. Esta medicina no puede más que perecer a pesar del poder que las grandes compañías tienen hoy en sus manos. Las prácticas alternativas que caen en los mismos vicios que la comercialización de la salud implica tampoco subsistirán por muchos años.

En la medida en que entendamos que de nuestro estilo de vida depende nuestra salud y nos hagamos más responsables de nuestro propio bienestar, la medicina tendrá que buscar soluciones diferentes a las medicamentosas y quirúrgicas para la mayoría de entidades clínicas.

Siento que debemos intentar mirar más allá de los dogmas heredados, ésos que experimentamos como irrebatibles verdades, incluso si ello implica confrontarlos y dejarlos atrás.

LA NUEVA PERSPECTIVA

EL CONOCIMIENTO, LO MISMO QUE LA FORTUNA, DEBE EMPLEARSE

He tenido el privilegio de iniciar al reiki a un par de centenares de personas. Sólo un grupo pequeño de ellas ha avanzado al segundo nivel, ya sea conmigo o con otro maestro, y apenas un puñado está trabajando para su tercer nivel o maestría. Me pregunto por qué si el número de personas iniciadas se multiplica cada día, son tan pocas las que lo incorporan a su vida cotidiana o su práctica profesional. Algunos lo usan sólo consigo mismos o con sus parientes y amigos. Los pocos que lo practican profesionalmente, entre ellos médicos, enfermeras o masajistas terapéuticos, lo presentan con timidez o lo incluyen en el tratamiento que están administrando como un coadyuvante. Sin embargo, casi todos están de acuerdo en que el reiki ha sido una experiencia transformadora y positiva en sus vidas. Otro hecho que me ha llamado la atención es comprobar que aun los practicantes que han llegado al segundo o tercer nivel, se limitan a usar reiki de primer nivel. Encuentran difícil memorizar y entender los símbolos que se estudian en los otros niveles y sienten una cierta reserva tanto para usarlos como para dejarse guiar por su intuición.

Varias explicaciones son posibles. He oído a maestros opinando que los cursos no deben ser tan cortos ni tan poco exigentes porque los estudiantes no reciben la formación indispensable. Otras personas arguyen que el público no tiene suficiente conocimiento sobre lo que es reiki y dudan de que sea aceptado. Sin embargo, he visto crecer el número de programas de televisión o radio y artículos en medios escritos que lo difunden. También me consta que muchas personas se han hecho receptivas y han decidido experimentarlo gracias a esta difusión. Sé de estudiantes que se decepcionan porque esperan resultados más rápidos y radicales en casos de enfermedad física. Otros están ansiosos por estar a la altura de las expectativas de la persona a quien administran reiki.

Me parece que una de las razones que explica esta limitación de la práctica es la persistencia de creencias sobre salud y enfermedad, sanación y curación, que están basadas en concepciones médica alopáticas que no nos hemos cuestionado suficiente. Estas creencias impiden que los iniciados usen el reiki en toda su sencillez, efectividad y belleza, y ocasionan que quienes lo reciben acudan al tratamiento con la misma expectativa que a un médico, para que les "arreglen" lo que en su percepción estaba dañado, para ponerse en manos de un experto pues no saben de la capacidad autosanadora del cuerpo.

Con frecuencia, escucho a practicantes manifestar que no han estudiado suficiente, no han practicado con constancia o les falta experimentar una anhelada transformación, y por eso no se sienten con méritos para atreverse a sanar a otras personas. Al reflexionar, descubren la diferencia entre el saber y el conocimiento. Saber, como acumulación de información, y conocimiento, como acto de conocer, que es entrar en contacto, percibir. No es el saber sino el conocimiento lo que necesitan para practicar reiki. Y para percibir hace falta lo que se están negando: la práctica. La misma práctica les irá enseñando qué es el reiki y cómo aplicarlo.

Cuando los iniciados llegan a entender que no son ellos los que sanan, vencen la resistencia e incorporan el reiki a su vida cotidiana y práctica profesional como una herramienta que ilumina, armoniza, eleva la conciencia, tranquiliza. La actitud que parece decir "no soy digna", una actitud en principio humilde, es en realidad una expresión inconsciente de inseguridad y arrogancia (caras opuestas de una misma moneda), ya que no somos nosotros los iniciados quienes sanamos sino la energía universal de la que somos instrumento. No es un poder que poseemos, es la canalización de una energía inmensa que está por encima de nuestra comprensión racional, aplicada a un cuerpo que tiene inteligencia para sanarse a sí mismo.

Todos pueden ser iniciados al reiki, todos pueden beneficiarse de él. No hay prerrequisitos para practicarlo o recibirlo. Por eso insisto en que tenemos el deber y el compromiso de hacerlo disponible como método natural de sanación a todos aquellos que lo busquen y acepten.

Uno de los principios del Kybalión, escrito de comienzos del siglo XX, que resume la filosofía hermética[2], dice: *La posesión del conocimiento, si no va acompañada por una manifestación y expresión en la práctica y en la obra, es lo mismo que el enterrar metales preciosos: una cosa vana e inútil. El conocimiento, lo mismo que la fortuna, debe emplearse.*

¿Para qué vamos a querer enterrar esta joya? Incorporemos el reiki a nuestra vida diaria. Deshagámonos de las trabas que nos impiden practicarlo, revisemos los conceptos que nos estancan. Frente a ese saber que nos detiene a la hora de poner en práctica el reiki, propongo otro saber que demuestra la capacidad del cuerpo para armonizar con el universo y sanarse a sí mismo.

LA SANACIÓN NO OCURRE EN UN ABRIR Y CERRAR DE OJOS

Por años nos hemos acostumbrado a buscar al especialista, deseosos de experimentar un "efecto aspirina": tratamientos rápidos, baratos y que no impliquen esfuerzos, o anhelando curaciones inmediatas. Se nos dificulta creer en la administración de tratamientos en los cuales el practicante no es un "experto" sino un sencillo instrumento, orientado por la intuición. Y nos cuesta aceptar que la verdadera sanación no es la desaparición milagrosa de un síntoma en un abrir y cerrar de ojos sino un proceso que requiere nuestra activa participación, nuestra voluntad y el incremento de nuestra conciencia sobre por qué y para qué presentamos síntomas.

Acostumbrados a venerar al doctor, nos cuesta trabajo identificarnos con la sencilla figura de un sanador que, usando la intuición, se da una pausa para sentir, ofrece su total concentración, confía en el poder autocurativo del cuerpo y sabe que la enfermedad es una expresión de un desbalance y una llamada del cuerpo a introducir cambios que requieren tiempo. En un mundo donde a las personas se las valora por los títulos que han ganado, la intuición no da la autoridad que podrían otorgarnos las credenciales universitarias. Pasamos por alto que el sanador invierte su tiempo conociéndose a sí mismo, observando su vida interior, desarrollando la capacidad de estar presente y también menospreciamos el valor terapéutico de algo tan sencillo

---

[2]Hermético: de Hermes Trismegistus, considerado el padre de la sabiduría oculta, fundador de la astrología, descubridor de la alquimia. Las filosofías de todos los tiempos han sido influenciadas durante milenios por sus enseñanzas esotéricas.

como una auténtica presencia, la cual posibilita la intuición, necesaria para facilitar el proceso del otro. La forma de pensar predominante en una sociedad es omnipresente, se esparce y se reproduce a través de la educación, la publicidad, la cultura y sus estereotipos, apareciendo ante nosotros como lo válido, lo obvio, lo que todos debemos aceptar, manera única y correcta de hacer las cosas. Absorbemos esas ideas de forma inconsciente y luego no hacemos un alto para evaluar y cuestionar la validez de aquello que nos impregnó y que terminamos defendiendo como si fueran verdades propias. Se nos ha inculcado parcelar el cuerpo, separarlo de la mente, rotular los síntomas en un paquete que llamamos diagnóstico para poder prescribir un tratamiento. Construimos una identidad en torno a los dictámenes: "usted es alérgico", "mi úlcera", "soy artrítica". Y los demás nos refuerzan la identidad de enfermo diciendo: *Ella no puede porque es...*

Al estudiar la enfermedad, la medicina suele quedarse en las causas aparentes y en la prescripción de tratamientos sintomáticos. Parece obvio que el tratamiento de una infección sea un antibiótico o incluso un remedio homeopático. El problema estriba en que un tratamiento de este tipo se presta para que el paciente se identifique con el síntoma. Escuchamos a la gente diciendo *sufro de asma, de amigdalitis, de migrañas...* Esto contribuye a que se prolongue la enfermedad y se genere una relación codependiente (el médico salva al paciente inerme). En cambio, rara vez oye uno decir cosas como: *Cada vez que me excedo en el consumo de dulce, mi sistema inmune se debilita y me hago más susceptible a los gérmenes o a los alergenos.*

Lo ideal para nosotros como terapeutas sería poder ayudar al paciente a vivir un proceso integrador, entendiendo como integración la ampliación de nuestra conciencia y la aceptación de esa parte de nosotros que hemos negado, como requisito para establecer una verdadera sanación.

Cuando aún ejercía medicina, cada mes me traían a la misma chiquita con una infección distinta: garganta, oído, bronquios. Hace veinte años no se había popularizado el concepto de un sistema inmune deprimido o de la relación entre alimentación e inmunidad. Como sus infecciones casi siempre eran por estreptococo, se le inyectaba penicilina una y otra vez para prevenir una fiebre reumática, posible secuela de estas infecciones, y se le hacían frecuentes exámenes de sangre para estar seguros de que manteníamos ese riesgo a raya. Mi insistencia en introducir cambios en los hábitos alimenticios no convencía a la mamá, a quien parecía más penoso y difícil privarla de la "comida chatarra" que constituía, casi por completo, su alimentación.

Como es de suponerse, sin cambio en el rol de la mamá complaciente ni cambio en la dieta, no podía darse verdadera mejoría. Cuando adquiramos una comprensión diferente de salud y enfermedad, alternativas sanadoras como el reiki se expandirán en beneficio de todos. Necesitamos una concepción que acepte la capacidad del cuerpo de recuperar su equilibrio; una concepción no invasiva, respetuosa del cuerpo humano.

Entonces entenderemos que la enfermedad en realidad no existe, que los síntomas son expresión de un desequilibrio que pone a sonar las alarmas del cuerpo, intentos de éste por deshacerse de lo que le hace daño, proteger los tejidos de ulteriores lesiones y adaptarse a nuevas condiciones. Y que no importa la condición que el otro sufre o las expectativas que tienen quienes reciben el tratamiento, reiki siempre se presentará y administrará de la misma manera. Su efecto es desbloquear el flujo de energía, estimular la inteligencia del cuerpo y su capacidad para sanarse a sí mismo; y los efectos pueden manifestarse de inmediato o a medio plazo y en todas sus dimensiones[3].

El tratamiento con reiki no se limita a una imposición de manos. Comprende también el seguir un sistema de vida sencillo pero menos automático, optar primero por lo sano antes que por lo rápido y recapacitar sobre unos pilares básicos. Reiki poco ayuda a revertir una condición física si no hay voluntad de transformación, si el cuerpo ha perdido casi por completo su capacidad para mantener cierto balance o si la persona sigue expuesta a factores tóxicos.

Parafraseando a Francisco de Asís, *el reiki nos ofrece serenidad para aceptar lo que no podemos cambiar, valor para cambiar lo que sí podemos y sabiduría para reconocer la diferencia.* En mi experiencia, y en la de muchos de los estudiantes y practicantes, el reiki siempre será benéfico.

Hace unos años tuve un caso que me ilustró sobre las formas misteriosas en que el reiki contribuye a la sanación. Una paciente de cuarenta y cuatro años me fue referida por un sangrado uterino abundante causado por miomas. Ella se negaba a someterse a la cirugía recomendada por el médico. Había oído hablar del reiki y quiso ensayarlo. Durante las sesiones,

---

[3]Ver cuadro pág. 87, donde se muestran las diferentes dimensiones que componen el cuerpo humano y sus características.

Marina me explicó que nunca había tenido hijos y que aún a su edad y sin estar en ese momento en ninguna relación de pareja, no había perdido la esperanza de ser madre. Me reveló que al final de su adolescencia, el novio la había abandonado en vísperas del matrimonio, causándole una gran pena que la hizo aislarse del mundo por mucho tiempo. Cuando pocos años después murió su padre, por quien sentía un gran afecto, la primera pérdida no resuelta impidió la resolución del nuevo duelo. La relación con su madre no era armónica, como ella deseaba. Después de la tercera sesión, Marina sintió la necesidad de acercarse a ella y expresarle su afecto con un abrazo. Esto sorprendió de modo grato a la madre, quien respondió de modo positivo. La terapia se prolongó varias semanas más allá de las cuatro sesiones iniciales que constituyen un tratamiento completo. El sangrado paró por completo y ella viajó a su lugar de origen. Dos meses más tarde, cuando se sintió fortalecida, Marina aceptó someterse a la histerectomía. Haber procesado los duelos previos le permitió enfrentar la pérdida de un órgano y de la ilusión de la maternidad.

Como el reiki parte de una concepción holística que busca la sanación, el enfoque es el mismo sin importar el problema, síntoma o diagnóstico de quien recibe la terapia. Sin embargo, la particularidad de cada persona es valorada porque el terapeuta "siente" la energía[4] en distintas partes del cuerpo y usa sus manos de acuerdo con esta percepción para transmitir la energía universal que ha canalizado. Además, cada palabra, cada gesto, cada mirada, proporcionan información que se utiliza para ayudar a elevar la conciencia del receptor, lo cual es prerrequisito para estimular los cambios que el cuerpo necesita.

La palabra "terapeuta" significa en griego "ayudante que sirve a los dioses siguiendo un cierto ritual". Antes de que Hipócrates introdujera en la práctica médica la atención a domicilio, el paciente acudía a un templo en busca de ayuda de los dioses para hallar el significado de su enfermedad. El terapeuta era el mediador en el proceso. El practicante de reiki ha de ser también un mediador, un facilitador del proceso de quien acude a él en busca de ayuda, no de milagros. Cada vez que el practicante da una sesión,

---

[4]Para más información sobre campos energéticos y fenómenos no físicos, ver "Una red energética en un cuerpo multidimensional" en pág. 84.

se pone en sintonía con la energía del universo, aumenta su conciencia y desarrolla su intuición. No hay otra manera de convertirse en sanador que usando las manos sobre nosotros mismos y los demás. Confío en que los practicantes de reiki podrán contribuir de modo más activo a la difusión de este método de sanación en la medida en que profundicen en una visión multidimensional del cuerpo humano y asuman su compromiso de emplear el conocimiento que se les ha abierto. Así estarán cumpliendo con el objetivo de Mikao Usui cuando creó este método, expresado por él del siguiente modo: *Me gustaría hacer este método disponible al público para el beneficio de la humanidad. Cada uno de nosotros tiene el potencial de recibir un don divino que resulta en la reunificación del cuerpo y el espíritu. De esta manera [con reiki] un gran número de personas experimentará la bendición de lo divino*[5].

EL *SANADOR ENTRAÑABLE*

La corriente médica occidental está dejando de ignorar un principio sancionado ya por otras culturas: el cuerpo es un organismo que se autorregula, y existe un sanador dentro del cuerpo. Este sanador, que no se limita a reacciones mecánicas —instintivas—, tal como se lo ha entendido a la luz del paradigma newtoniano, está a cargo de la vigilancia y la comunicación, el almacenamiento de información, la evaluación, la organización y la expresión del cuerpo. Tiene también la responsabilidad de proveer soluciones adecuadas para responder a los retos adaptativos que le impone el medio ambiente y usa información aprendida por el cuerpo para cumplir con su función. Es, por lo tanto, un sanador inteligente.

Las células que forman nuestra piel tienen una vida de apenas treinta y seis días. No bien una célula muere, viene otra a reemplazarla. ¿De qué otra forma podría explicarse que nuestra piel perdure no sólo un poco más de un mes sino toda la vida? Nadie tiene que intervenir en estos procesos de regeneración. No tenemos que pagar una consulta médica para que se nos formulen fármacos que obliguen a la piel a formar nueva piel. Sucede sin nuestra participación consciente. O casi, porque, desde luego, nuestros

---

[5]Del libro "The Legacy of Dr. Usui", de Frank Arjava.

tejidos están formados por materiales que provienen de lo que comemos, y cuanto mejor sea la materia prima, mejor la calidad del producto. La duración de un glóbulo rojo es de tres meses. También su número se mantiene más o menos constante en la sangre. ¿Quién le da instrucciones al cuerpo para que fabrique células de piel aquí o glóbulos rojos allá? ¿Cómo se explica que el crecimiento y desarrollo de un ser humano suceda sin directriz consciente?

Una sabiduría inscrita de forma misteriosa dentro del cuerpo renueva por completo nuestro organismo cada siete años; un sanador que se organiza de acuerdo con un "software" impreso en nuestros cuerpos sutiles y en nuestros genes. Lo que derrota a este sanador, que llamaré "entrañable" pues reside en lo más sutil y recóndito de nuestras entrañas, lo que rompe el balance y genera enfermedad, es el estilo de vida impuesto o elegido por nosotros de acuerdo con factores sociales, culturales y económicos. Entre estos factores están la calidad del agua y el aire, los roles que jugamos en la sociedad, la calidad de nuestras relaciones con los demás, el procesamiento de los alimentos, los hábitos dietéticos, la forma en que nos ejercitamos y respiramos, nuestra autoestima, nuestro sentido de seguridad, nuestra vida espiritual y nuestras experiencias positivas o traumáticas. Todos estos elementos afectan la manera en que respondemos frente al estrés, que es una constante de la vida. Nuestra capacidad de respuesta frente a los estresores no se mantiene igual sino que evoluciona a través de nuestro ciclo vital, debilitándonos o generando resiliencia[6].

La importancia del estilo de vida de una persona en el mantenimiento de su salud la conocen bastante bien los profesionales dedicados a la medicina familiar y comunitaria, los que hacen salud pública y los trabajadores rurales de la salud. También todos y cada uno de los habitantes de áreas donde reina la violencia, cuyas dolencias más comunes no pueden detectarse en radiografías ni en exámenes de laboratorio porque son consecuencia de las condiciones en que se vive.

---

[6]Este término se aplicó, en principio, a la característica de ciertos metales capaces de retornar a su forma original tras una deformación. También lo usan los ecólogos para referirse a la habilidad de ciertos ecosistemas para mantener su diversidad e integridad tras haber sufrido una perturbación. En general, se refiere a la capacidad de recuperación después de un evento traumático y el aprendizaje logrado, que promueve un funcionamiento aún más competente en situaciones adversas.

Al mismo tiempo que los alcances tecnológicos alimentan nuestro asombro, verdades elementales sobre la salud y la enfermedad son redescubiertas y refrendadas por la ciencia. Son verdades que nos hablan del cuerpo humano como un prodigioso sistema de sistemas, multidimensional (físico, emocional, mental, espiritual, social y cósmico), con una inmensa capacidad para preservarse, regenerarse y repararse a sí mismo. ¿Hasta cuándo vamos a seguir empeñándonos en practicar una medicina que fuerza las leyes de la naturaleza? ¿Por qué seguir por ese camino si existen evidencias claras de que modificando nuestra alimentación, manteniendo actividad física, reduciendo las sustancias tóxicas y el estrés electromagnético y emocional se puede, en la mayoría de casos, evitar la aparición de enfermedad?

En agosto de 2003, la revista New Scientist publicó el artículo de Philip Cohen "You are what your mother ate" [Eres lo que comió tu madre], recuento de un experimento a través del que se demostró que se podía cambiar el color de la piel de bebés ratones alimentando a sus madres con diferentes niveles de cuatro nutrientes comunes durante su embarazo. Los ratones de piel más oscura resultaron también menos susceptibles a la obesidad y a la diabetes. La relación entre herencia y alimentación abre expectativas muy interesantes, las cuales han sido exploradas por un nuevo campo de investigación que se conoce como "Nutrigenómica".

Hay que prever un futuro en el cual los supermercados tendrán sus estanterías clasificadas según tipos genéticos, y el público será educado para que coma sus porciones diarias de vegetales y evite las gaseosas pero con un conocimiento más vasto del cómo los cromosomas determinan por qué no todos respondemos del mismo modo a una determinada dieta. Aunque las ideas de Jean Baptiste Lamarck (1809) fueron descalificadas después de que Charles Darwin formuló su teoría de la selección natural (1859), nuevos estudios hacen pensar que Lamarck no estaba tan descabellado cuando formuló que el ambiente influye sobre el organismo ocasionando cambios que pueden ser pasados a la descendencia.

Recientemente, el científico alemán Andreas Plagemann concluyó que un riesgo alto de diabetes es trasmitido a la descendencia de ratas diabéticas, y éste no es causado por la mutación espontánea de un gen sino por la transmisión genética de una condición adquirida[7]. El biólogo Jim Kaput, fundador de la compañía de diagnóstico genético NutraGenomics, explica que la intolerancia a la lactosa afecta menos a los europeos porque, durante una escasez de comida hace varios miles de años, ocurrió un cambió en el

ADN de una población que se vio obligada a recurrir al consumo de leche para sobrevivir; esta modificación fue heredada por la descendencia. Estos estudios comienzan a confirmar cómo lo que comemos influye directamente sobre nuestra salud.

Hoy en día, numerosos enfermos con cáncer o sida optan por decir no a la radioterapia, la quimioterapia o los medicamentos, cuando la supervivencia que éstos ofrecen no es significativa ni justifica el deterioro de la calidad de vida causado por los efectos secundarios. Un buen número de ellos ha recuperado su salud después de suspender los fármacos (¿remisiones milagrosas que se explican más bien porque se respetó la capacidad innata del cuerpo para sanarse a sí mismo?).

Los gobiernos y las economías del mundo pagan costos altísimos en salud porque las condiciones ambientales y los hábitos de vida no son sanos. Sería preferible concentrar todos los esfuerzos en educar a las comunidades en pos de una vida saludable, en construir infraestructuras sanitarias que permitan la prevención de enfermedades prevenibles y en mantener una buena calidad del aire y del agua. La Organización Mundial de la Salud ha pregonado por casi cuarenta años la importancia de la prevención de la enfermedad y la atención primaria, de prevenir las complicaciones si la enfermedad se presenta y de hacer rehabilitación en caso de complicaciones para recuperar la función y prevenir la invalidez. Pero, por razones socioeconómicas, la medicina sigue privatizándose, y al convertirse en mercancía, el lucro rige las políticas de salud, lo que ha conducido a la casi completa extinción de los programas preventivos.

Por fortuna, hay soluciones. Fruto de la búsqueda de esa ilusión que es la fuente de eterna juventud, comprendemos ahora el efecto que nutrición, actividad física y estrés tienen sobre el proceso de envejecimiento y deterioro de la salud. Educándonos podremos entender cómo apoyar a nuestro *sanador entrañable* para que restaure el equilibrio perdido. Así, podremos reconectarnos con nuestro cuerpo y lo que nos rodea, retomando la responsabilidad sobre la forma en que nos alimentamos, nos movemos, respiramos y respondemos al estrés. Llegaremos a ser más conscientes de la inmensa capacidad autosanadora de nuestro cuerpo y de cómo se expresa.

[7]Ver www.ourfood.com/Nutritional_Genomics.html.

También venceremos las restricciones que impiden la realización de nuestro potencial y se convierten en una fuente continua de dolor y limitación. Una de las funciones del practicante de reiki es estimular y apoyar a este *sanador entrañable,* ayudar a desandar el camino que conduce a la enfermedad y reemprender un estilo de vida más sencillo y armónico.

Este libro plantea una nueva visión del cuerpo humano que rompe con el viejo paradigma newtoniano que nos ve como máquinas que se descomponen o rompen. No, a los humanos se nos puede reparar pero no sanar por el reemplazo de piezas o trozos de tubería. Al margen del respeto que me merece el adelanto en diagnóstico y cirugía, y las vidas que se han salvado o rehabilitado gracias a los avances de la medicina, me parece urgente movernos hacia visiones integrales e integradoras. Es fundamental reconocer que el cuerpo es multidimensional y, sobre todo, que posee una inteligencia propia que le permite regenerarse y repararse a sí mismo. Somos seres no sólo biológicos sino también sociales y cósmicos.

SANAR ES ENCONTRAR LA INTEGRIDAD PERDIDA

Una señora a quien veo por primera vez me escucha mientras explico qué es reiki durante el intermedio de una tertulia.

Al cabo de un rato, se anima y me pregunta qué puede hacer éste por un diabético.

—Yo soy diabética, dice.

—Y, ¿si en lugar de decir que usted es diabética, nos olvidamos del diagnóstico y decimos que su cuerpo está teniendo problemas para controlar el azúcar? —en silencio ella parece buscar una respuesta, y agrego:

—Cuando usamos el verbo ser, establecemos algo como definitivo. Ésta es mi nariz, éstos son mis ojos, soy nacida en Colombia. Mirémoslo desde otro punto de vista, ¿qué pasa con el azúcar en su cuerpo?, —y le insisto en que no me transmita la explicación recibida del médico sino su propia percepción del problema.

—Se me sube como a 200 y me toca tomar medicinas[8].

---

[8]Hasta 120 mgrs/dl se considera normal el nivel de azúcar en la sangre.

—Y, ¿si yo le cuento de gente que ha regulado el nivel de azúcar comiendo de manera diferente y haciendo ejercicio?

—¿Qué hicieron? —pregunta interesada.

—Cambiaron su alimentación, dejaron de comer azúcar y harinas refinadas. El cuerpo no entiende lo refinado, no sabe cómo procesarlo. Es como intentar conectar la plancha en el enchufe del teléfono. O como ponerle a un computador IBM información diseñada para McIntosh. Se vuelve loco, no sabe qué hacer, produce errores, se bloquea. Esas personas también caminan a diario, así la insulina que el páncreas produce se vuelve más eficiente, el azúcar baja y los síntomas desaparecen.

Me mira esperanzada y agrega:

—¡Ay! ¡Si pudiera mejorarme para comer esos postres y confites que me gustan tanto!

Obviamente, esta señora no ha enfrentado su necesidad de sanar. Se conformará con que las cifras de azúcar aparezcan normales en sus análisis de sangre; ésa es su meta, nadie la ha confrontado con otras posibilidades. La medicina que practicamos contribuye a esta entelequia. No hay cambio, no hay crecimiento. Ella no se esforzará en hacer su vida mejor ni más saludable. Por ahora, le interesa poder comer dulces, sin saber que es a costa de su propia vida. Es la primacía del principio del placer que, como decía Sigmund Freud, es destructivo. En estos casos, el reiki poco puede hacer.

Ya que el practicante de reiki se convierte en sanador, estimo necesario que sea persuadido sobre una nueva concepción de lo que es la "sanación". Esta expresión se usa como sinónimo de "curación", pero los dos términos tienen implicaciones diferentes: la medicina concentra la mayoría de sus esfuerzos e investigaciones en tratamientos paliativos y curativos; "curar" significa eliminar el síntoma y se refiere a la dimensión física de nuestra existencia. Un tratamiento curativo es aquél que logra la desaparición visible de los síntomas y de la enfermedad, y un tratamiento paliativo es aquél que se aplica cuando, no pudiendo lograr la curación, buscamos atenuar los síntomas. Para la señora antes mencionada, curar o paliar sería el regreso del nivel de azúcar en la sangre a cifras normales de laboratorio, lo cual prevendrá hasta cierto punto consecuencias dañinas. Esta aparente mejoría se mantendrá mientras tome medicamentos y pague puntual la visita a su médico.

Si sufrimos una neumonía, el tratamiento médico se concentra, por lo general, en el pulmón, que es el órgano afectado, y en el germen que causó la enfermedad. Se utilizan antibióticos para combatir la infección y también se toman medidas para asistir la respiración, si se ha hecho difícil. Se administran líquidos intravenosos para prevenir la acidez que puede sobrevenir como consecuencia de la dificultad respiratoria y para reponer los líquidos perdidos por la fiebre, y, tal vez, se usen medicamentos para bajarla. Al parecer, se están cubriendo todos los frentes. La medicina alopática se dedica a curar, y la cura está centrada en combatir la enfermedad y los síntomas. Pero, ¿por qué se presentó la neumonía?, ¿por qué ahora?, ¿cómo está funcionando nuestro sistema inmune? La respuesta a estas preguntas hará que salgamos de la neumonía con una mayor comprensión de nuestro cuerpo y de lo que podemos hacer para mantenerlo sano. Cuando en lugar de una neumonía se trata de una enfermedad de las que hemos clasificado como mentales, algo similar ocurre. Dependiendo de su gravedad y de qué tanto comprometa nuestra capacidad para funcionar, acudimos al psicoterapeuta para una cura de palabras o al psiquiatra para que intervenga nuestra bioquímica. La primera opción, psicoterapia, tiene más posibilidades de conducirnos a un proceso de ampliación de la conciencia y a un crecimiento de nuestro espíritu. Los medicamentos probablemente provean un alivio pasajero, generando una dependencia de las soluciones medicamentosas y nada de crecimiento personal.

La "sanación" no se limita a un proceso físico. Es un concepto más cercano a las ideas de iluminación y superación espiritual, que predominan en el mundo oriental y ya influyen a Occidente. Sanar es el producto de nuestra búsqueda de la integridad perdida; el desarrollo y ampliación de la consciencia que nos permite reconocernos como criaturas del universo y nos ayuda a asumir la responsabilidad sobre nuestro cuerpo, nuestros actos, nuestro entorno, nuestra relación con los otros, con nosotros mismos y con el mundo. El acto de sanación puede iniciarse a partir de un proceso físico. La enfermedad nos sirve, así, como una guía a partir de la cual comenzamos nuestro proceso de aprendizaje. La sanación va más allá de la desaparición o atenuación de un síntoma. Primero, implica tiempo, y nuestra participación activas y consciente; nadie puede vivir nuestros procesos, no pueden prescribirse desde afuera. Somos responsables de ellos. Segundo, es un proceso de aprendizaje. Y aprender no es la adquisición de información o la memorización de datos, tan importantes en el logro de cualquier saber. Aprender es asumir una nueva respuesta frente a una situación dada. Un proceso de aprendizaje implica hacer un inventario de nuestras respuestas o patrones y deshacernos de aquéllos que no son óptimos desde el punto de vista funcional. Para lograr metas hace falta conocerse a sí mismo, ser concientes de las creencias que limitan el desarrollo de nuestro potencial, tener la voluntad de descartar respuestas que ya no sirven, explorar posibilidades y ejercer la libertad mediante la elección de opciones sanas. La sanación es un proceso de transformación que comprende todos los niveles de nuestra existencia.

Son múltiples los caminos que convergen hacia la sanación. Cada uno de nosotros elegirá el que más le atraiga, el que facilite mejor nuestro arribar a la meta. En el camino nos apoyaremos en nuestras propias fortalezas (voluntad, disciplina, estudio), en nuestros maestros, temporales o no, en agentes externos (cristales, esencias, colores, feng shui, prácticas de sanación como el reiki y la psicoterapia), en ambientes sanadores (donde las relaciones basadas en el respeto, la validación y el mutuo apoyo contribuyen a nuestro crecimiento personal).

Los procesos de sanación se hacen necesarios porque hemos escindido nuestros niveles de existencia: hemos separado mente y cuerpo, arte y ciencia, intelecto e inteligencia, sentimiento y sexualidad. Nos hemos desconectado del entorno, negado la esencia de lo que somos. Este divorcio encuentra expresión en la superespecialización de las distintas ramas del saber, que a su vez ahonda dicho divorcio. Vivimos en un mundo en que vemos con todo detalle cada árbol, pero no el bosque. La sanación se refiere a la necesidad de reunificar lo que ha sido separado, la meta es alcanzar la totalidad, entender quiénes somos en todas las dimensiones como seres individuales y colectivos, lo que implica elevar nuestra conciencia, reconocer la chispa universal que hay en nosotros y también dejar de negar aspectos recónditos que rechazamos o encontramos difíciles de aceptar.

Suelo bromear diciendo que antes de hacerme practicante de reiki era una mejor persona. Tras el segundo nivel, subieron a la superficie aspectos de mi personalidad que se agazapaban en la sombra, donde no podía ser consciente de ellos. Me puse en contacto con sentimientos que nunca hubiera sospechado albergar y me costaba aceptar. La turbulencia fue enorme y perturbadora, y mi autoestima se alteró de forma notable. Tras un tiempo, me tocó reconocer la verdad más elemental de todas, que soy humana, para terminar aceptando que soy un alma viviendo una experiencia corporal. Ya no ando en busca de la perfección sino del reconocimiento de mi esencia. En ocasiones tengo que atajarme para no ser demasiado suspicaz con mis motivos, darme una tregua cuando el reconocimiento de mis debilidades y errores me inclina al "autoflagelo", y tenerme compasión cuando me hago consciente de las inmensas limitaciones de mi condición humana. Incrementar la conciencia no debe conducirnos a albergar sentimientos de culpa sino a aceptar el inmenso potencial de nuestro espíritu y reconocer la responsabilidad por nuestros actos y omisiones.

En el caso de la señora diabética, ella puede decidirse a agregar sentido a su vida si se hace más consciente de su cuerpo, de las consecuencias de no cuidarlo y de las ventajas de estar sana y llena de energía para disfrutar a plenitud la vida. Un disfrute que no está basado en los dos minutos de placer al paladar que se otorga comiendo un dulce. ¿Cuál es la relación de esta mujer con su cuerpo? ¿Por qué sacrificarlo por unos cuantos dulces? Ella podría sanarse a sí misma. Sanadores somos todos: unos, en potencia, otros, ya desarrollados.

LA PARADOJA DEL PROGRESO

Aunque es mayor la evidencia de que la salud está en nuestras manos y depende del estilo de vida que elegimos, crece nuestra dependencia de agentes externos, como la medicación y la cirugía, para recobrar la salud. Esta paradoja parece ser proporcional al progreso tecnológico en las ciencias médicas durante los últimos años. Conozco a personas que organizan su vida en función de los servicios médicos: lunes, odontólogo; martes, médico general; miércoles, ortopedista, etc.

Hace cincuenta años, mi mamá sabía exactamente qué hacer cuando alguno de nosotros tenía una diarrea o un sarampión. Para ella era sagrado el principio hipocrático del alimento como medicina; y también entendía la necesidad del reposo o el cambio de ambiente para la convalecencia.

Hoy, nuestra vida está inundada de soluciones farmacológicas para el bienestar. Leí recientemente en el editorial de un periódico que 12 de cada 30 minutos de noticias en la tele son de publicidad, y más que nada de anuncios de medicamentos. Los medios de comunicación nos invitan a preferir este analgésico sobre aquel otro o a sugerirle a nuestro médico que elija prescribirnos la droga que anuncian como la panacea para el mal que de pronto no padecemos. Hileras de estantes en los supermercados ponen a nuestra disposición brebajes y píldoras para combatir la tos, el dolor y la indigestión, unturas para las afecciones de la piel, vitaminas y minerales, barras de productos químicos que reemplazan las comidas.

La mayoría de productos farmacéuticos perturban los mecanismos que mantienen constantes las condiciones internas del cuerpo, nos hacen estar alerta cuando quizás sería necesario descansar o viceversa. Casi no existe medicamento que no produzca efectos secundarios indeseables. Entonces, también se prescriben fármacos que contrarrestan los efectos secundarios de los primeros medicamentos: antiparkinsonianos para los temblores que generan las drogas antipsicóticas, antiácidos para prevenir las gastritis de quienes toman antiinflamatorios o antiulcerosos para las personas medicadas con altas dosis de cortisona, y continuamos consumiendo esos productos, incluso cuando nos ofrecen otras alternativas, y los laboratorios siguen produciéndolos porque el mundo moderno es de soluciones fáciles y rápidas y tenemos afán de hacer desaparecer cuanto antes los síntomas que nos afectan. Pero también acudimos primero a soluciones medicamentosas por olvido o ignorancia de otros caminos o porque nuestro seguro de salud no cubre otras alternativas.

No se puede menospreciar la esperanza que la medicina ha significado en los casos que antes no tenían solución. Están, por ejemplo, los antibióticos que han salvado tantas vidas, y las vacunas, que han contribuido a la prevención de enfermedades mortales como la viruela. La tecnología nos permite penetrar las intimidades de nuestras células, y los avances en el diagnóstico, que son asombrosos, alivian la curiosidad que nos inquieta, esa necesidad de saber qué está mal.

Pero, ¿por qué nos contentamos con una respuesta parcial? ¿Por qué creemos que la clave reside en encontrar el órgano donde la disfunción del cuerpo se expresa? Tratamos el órgano o el sistema que creemos enfermo sin ponderar que es el equilibrio del cuerpo el comprometido, que existen condiciones que han conducido a su ruptura y que es necesario encontrar la forma de estimular el cuerpo para que lo recupere. Por lo general, cuando se hace un diagnóstico, incluso si es exhaustivo y se usan los métodos más sofisticados, sólo escudriñamos una parte ínfima de la verdad y dejamos de lado las circunstancias, el contexto. El médico rural que trabaja en una comunidad pequeña conoce las costumbres alimenticias de la zona y las condiciones ambientales, tiene un conocimiento sobre las relaciones sociales, los sistemas de apoyo existentes para la persona en cuestión, y su relación es cercana a la familia del interesado. Este médico tiene más posibilidades de incorporar dicho conocimiento a la hora de prescribir y hacer recomendaciones al paciente que el doctor que basa su tratamiento sólo en sofisticados exámenes.

Aunque el tema del día sea la globalización en lo económico y lo político, y lo holístico en el campo de las ciencias de la salud, vivimos en un mundo donde aún predominan las visiones fragmentadas.

La búsqueda de diagnóstico y cura para una paciente con un problema crónico del cuello y el hombro se convirtió para ella en un vía crucis de consultorio en consultorio. Como el neurólogo no encontró nada anormal en el examen de resonancia magnética, la refirió al ortopedista, quien le recomendó buscar un ginecólogo para estudiar un ardor que se irradiaba al seno, y el ginecólogo le ordenó una mamografía que ella no quería hacerse porque prefería un método menos invasivo que los rayos X, llamado termografía. El ginecólogo insistió en la mamografía porque nunca había oído hablar del otro procedimiento y también recomendó que la viera un especialista del sistema digestivo para descartar un problema de reflujo. Ninguno de estos especialistas pareció entender ese cuerpo humano como un todo, o trató de encontrar qué vínculo existía entre los distintos síntomas y signos. A esta paciente, los males le comenzaron unos pocos años antes, después de una histerectomía (extirpación del útero) por unos fibromas, cuando el ginecólogo decidió extirpar de una vez los ovarios. Desde entonces, ha estado tomando un tratamiento de reemplazo hormonal. El efecto de cualquier medicamento en el cuerpo se explica por su parecido a las sustancias que éste naturalmente produce. El medicamento liga con receptores naturales, que quedan ocupados e informan que ya no es necesario continuar produciendo esa sustancia que ahora proviene de una fuente externa, comprometiendo así la comunicación entre órganos de la que las moléculas naturales eran emisarias.

Elena, una amiga, viene del médico: *Me diagnosticaron una colitis y me recetaron una dieta,* me dice. Las recomendaciones médicas, dice, tienen la finalidad de evitar alimentos que irriten el colon. Sin embargo, como sabemos, la mayoría de los alimentos, al llegar al colon, ya han sido masticados, macerados, mezclados con enzimas, seleccionados para su absorción o eliminación y sólo los residuos de este proceso llegan al intestino grueso. ¿Cómo puede pues la dieta cambiar la condición de su colon? Los médicos arguyen que algunos alimentos (café y coca-cola, por ejemplo) trastornan la motilidad intestinal o la absorción, y también señalan la necesidad de aumentar el contenido de fibra en los alimentos para que las heces tengan mayor consistencia, previniendo el estreñimiento o disminuyéndolo, porque cuando las heces permanecen más tiempo del deseable en el intestino, los productos de la fermentación, alcoholes y gases, resultan irritantes.

Pero, ¿qué es la colitis? De acuerdo con nuestra perspectiva multidimensional y holística, en la dimensión física, un exceso de fermentos y bacterias produce la inflamación del intestino. Cuando se mezclan frutas con verduras o cosas dulces con saladas, y cuando se abusa de alimentos ricos en azúcares y grasas animales (carnes, lácteos), la digestión se hace más difícil. Por otra parte, un consumo indiscriminado de antibióticos y comidas procesadas producen cambios en la flora intestinal y alteran la producción de enzimas digestivas, agravando el problema. En la colitis, la conexión entre el proceso digestivo y las emociones se hace evidente. Muchos han experimentado cómo en una situación muy estresante se puede presentar la urgencia de ir al retrete o cómo es de difícil lograr una evacuación intestinal en situaciones en que la persona no puede estar relajada. Las emociones pueden trastornar la secreción de enzimas necesarias para la digestión o afectar el movimiento peristáltico.

En principio, la respuesta del cuerpo a una dieta inadecuada se limitará a un poco de dolor y algo de diarrea. Pero si la nutrición continúa siendo la misma y el disturbio emocional se mantiene, la inflamación se vuelve crónica. Y un proceso crónico desgasta los recursos del cuerpo. Al comienzo, los elementos irritantes hacen que el sistema inmune se dedique a atender esta situación del colon, que el sistema endocrino promueva la producción de más enzimas para acelerar la fermentación, y que el sistema nervioso haga un esfuerzo por apurar el peristaltismo para que el cuerpo se deshaga con prontitud de lo irritante. Las células de la mucosa intestinal secretan líquidos para hacer las heces menos pesadas y más fáciles de eliminar. Todo el cuerpo se pone en alerta para deshacerse de lo que produce inflamación. Pero si la situación se prolonga, el *sanador entrañable* se agota por el esfuerzo y la comunicación entre sistemas deja de funcionar. Hay un desequilibrio, la respuesta deja de ser adecuada y, a la sazón, casi todos los alimentos producirán más fermentación de la deseada. Sanar no implica, entonces, preocuparse por consumir alimentos que no irriten el colon, sino procurar seguir una dieta que ayude a restaurar las condiciones internas ideales. La fórmula es la misma que para otras condiciones: evitar los alimentos procesados, los muy refinados, los que contienen cierto tipo de grasas (como las animales, el aceite de maíz o de girasol, ricos en ácidos grasos omega 6), aumentar verduras y frutas, que son ricas en fibra, vitaminas y minerales y consumir yogures que contengan bacilos vivos capaces de restaurar la flora intestinal (ver Sugerencias Nutricionales en los anexos).

Es interesante ver cómo en las publicaciones científicas norteamericanas más respetadas en el campo de la salud se llega siempre a las mismas conclusiones sin que se produzca una integración de la información a la hora de interpretarlas. Se reporta que las principales causas de enfermedad y muerte son las enfermedades cardiovasculares, el cáncer y la diabetes. La artritis es también una condición frecuente. Llueven los artículos que señalan la relación entre reposo y diabetes, reposo y artritis, reposo y enfermedad cardiovascular, reposo y cáncer. También abundan los que concluyen que la alimentación es definitiva para prevenir la enfermedad cardiovascular, la diabetes, el cáncer y la artritis. Y no son menos los escritos que muestran los resultados de investigaciones que comprueban los beneficios de la actividad física en cada una de esas condiciones. A pesar de la profusión de dietas que salen al mercado, hay acuerdo en que existen alimentos que promueven el funcionamiento de los sistemas que están a cargo de la comunicación entre los órganos y otros que interfieren con la misma. Pero las conclusiones se siguen presentando de forma parcial.

Integremos: digamos que la salud es directamente proporcional al manejo del estrés, y que hay tres pilares básicos para conservarla: nutrición, actividad física y un buen manejo del estrés.

Cada producto químico que ponemos en nuestro cuerpo (y todo alimento que no es natural y certificado como orgánico contiene productos químicos) ocupa los receptores de los mensajes que el cuerpo remite para determinar el estado de funcionamiento de sus partes, promover reparación y regeneración y corregir los desequilibrios.

Cuando los receptores están ocupados, los mensajeros no pueden entregar el mensaje; es como cuando nuestro buzón de correo electrónico se llena de mensajes chatarra y ya nuestros amigos no pueden comunicarse con nosotros.

Las campañas educativas que las autoridades sanitarias promueven han arrojado resultados positivos, como se ha visto con la disminución del tabaquismo y una cierta obsesión por las comidas sin colesterol. Durante los muchos años que han pasado desde que me matriculé en la Facultad de Medicina, he visto cambiar el foco de las campañas de salud pública, reflejando los avances en el conocimiento de la salud y un positivo movimiento de vuelta hacia lo natural. Por ejemplo, cuando aún estaba en la escuela, presencié el tránsito de la promoción de las maravillas de las leches "de lata", de chocolates enriquecidos con vitaminas y de cereales en polvo para la nutrición del bebé, hacia campañas que se centraban en lograr que las madres, sobre todo las de escasos recursos, volvieran a valorar las ventajas, economías y excelencias de la lactancia materna.

También en estos años he visto al establecimiento médico mudar opiniones, algunas de las cuales habían sido presentadas como verdades radicales. Mucho se defendieron las terapias hormonales que se administraron de modo indiscriminado a las mujeres durante la menopausia, pero reportes recientes llevan a que hoy se usen con gran precaución. Consumir huevos, que llegó a ser casi un pecado mortal, hoy en día se recomienda, entre otras cosas por la luteína que previene la ceguera. Las drogas para bajar el colesterol tienen peligrosos efectos secundarios, poco contribuyen a mejorar la salud de quien las toma, y ahora todo parece indicar que la enfermedad coronaria es debida a un proceso inflamatorio y no a un exceso de colesterol.

El reconocimiento de la importancia de la nutrición ha dado lugar a investigaciones, publicaciones y diseño de dietas. Sin embargo, ahora ronda en Europa y Norteamérica el fantasma de la obesidad, más patente entre inmigrantes provenientes del tercer mundo que tienen menos acceso a las campañas educativas. En forma simultánea a las campañas publicitarias en la televisión, donde se estimula el consumo permanente de toda clase de delicias vacías de nutrientes pero llenas de calorías y grasas saturadas, Hollywood genera en celuloide la ansiedad de lograr un cuerpo casi anoréxico para alcanzar estándares que no corresponden, ni conviene que correspondan, a los promedios de talla y peso de la población. El sobrepeso y los trastornos de la alimentación no son el único resultado de estos fenómenos. En EE.UU. y en Europa han aumentado entre la población infantil y adolescente la diabetes, la hipertensión y los riesgos de enfermedad coronaria. También se han vuelto problemas frecuentes la baja autoestima y el desempeño social de los "gorditos" e, incluso, la frecuencia de suicidios entre los jóvenes, relacionados con la dificultad para aceptarse y ser aceptados. Por si fuera poco, la gente obesa tiene un promedio de ingresos inferior al del resto de la población[9].

Los costos sociales de las enfermedades relacionadas con la obesidad han puesto en evidencia la inteligencia de ciertas tradiciones. Por ejemplo, las dietas de un buen número de países latinoamericanos están basadas en la perfecta combinación proteínica de legumbres como el frijol con cereales como el maíz o el arroz. Estas costumbres alimenticias varían con la urbanización, pues se cambian los productos frescos por los que ofrecen azúcar en una variedad de apetitosas preparaciones rápidas, ultra procesadas, con altas dosis de calorías, preservantes y colorantes. Este cambio perturba la capacidad del cuerpo para mantener el balance interno.

La actividad física también se reduce a medida que la vida se urbaniza y las labores domésticas implican menos esfuerzo: cada vez somos más sedentarios. Según datos de la Academia Estadounidense de Pediatría y refrendados por la Asociación Estadounidense de Medicina, se ha comprobado la relación directamente proporcional entre el número de horas que una persona se sienta frente al televisor o al ordenador y el sobrepeso.

Al tiempo que la industrialización avanza y la población elige vivir "sueños americanos" en espacios urbanos superpoblados, no sólo perdemos las tradiciones alimenticias sino que contaminamos el aire, el agua y la comida. El americano medio vive aislado y afanoso. Los niños ya no juegan en los parques ni en los jardines; en cambio, se concentran frente a algún tipo de pantalla: televisor, ordenador o "gameboy". La gente se desplaza en pequeñas cajas metálicas a través del rápido tráfico de las avenidas. Apenas se tiene tiempo para almorzar "comida rápida". Incluso se renuncia a esos momentos que podrían ser de reflexión, momentos de privacidad, para conectarse al teléfono móvil o el ordenador tratando de salvaguardar la ilusión de que se mantiene contacto con clientes, jefes, amigos, el mundo y familia, pero sin saber quiénes son los vecinos. En un mundo así, las verdaderas necesidades no son satisfechas. En la película "Roger Dodger", del director Dylan Kidd, el personaje central trabaja en una agencia de publicidad y muestra la filosofía pavloviana detrás del mercadeo publicitario: se trata de garantizar que nos sintamos infelices, de condicionarnos nuevas necesidades para así poder vendernos productos como panaceas. En resumidas cuentas, el estilo de vida moderno nos impide tener conciencia de quiénes somos; no disponemos de tiempo libre y no cuidamos ni del planeta ni de nuestro cuerpo. Nos quedamos viviendo en el mundo de lo aparente, un mundo de pensamientos, imágenes y palabras. Estamos escindidos, rotos. Una vez perdida la conexión con nuestro cuerpo y sus verdaderas necesida-

---

[9]Esto lo plantea Jonah Bloom en su artículo "Junk science as much a part of 'fat epidemic' as junk food", publicado en la revista Advertising Age, 76, (24, Enero, 2005), p.25.

des, los signos de alarma son ignorados y perdemos nuestra relación con el universo al que pertenecemos. De esto da cuenta el desenfado con el que lo contaminamos y las formas en que nos movemos en el espacio y nos relacionamos. El resultado de estos nuevos estilos de vida es el debilitamiento del *sanador entrañable* que ya no puede mantener el equilibrio interno, lo que provoca la aparición de síntomas y enfermedades en cualquiera de las dimensiones de nuestro cuerpo.

SALUD PLANETARIA

Una campesina ha caminado largas horas. Viene de las montañas a consulta. Está embarazada y va a ser madre soltera. Esperó a que sus padres fallecieran para buscar un embarazo, por respeto a ellos, dice. Este niño muy planeado y deseado vendrá a reconfortar su vida. Ha acudido al centro médico a que le indiquemos cuál es la mejor nutrición posible durante la gestación, pues quiere garantizar la salud del niño. Eso lo sabe bien, que la nutrición es definitiva. Quiere que le recetemos los mejores suplementos. Me habla como si fuéramos amigas íntimas, y su voz es un ruego, un ruego que me intimida porque yo sé que no soy una experta en su cuerpo. La experta es ella, pero lo duda o lo ha olvidado.

Las gentes del campo, impelidas por la sociedad de consumo que les hipnotiza a través de tecnología transistorizada, han transformado su alimentación y sus prácticas agropecuarias tradicionales. Prefieren el arroz blanco que encuentran en el mercado al arroz sin descascarar que ellos mismos producen, eligen el azúcar refinado en vez de utilizar la melaza que le sacan a su propia caña, y venden los mangos de sus árboles o los huevos de sus gallinas para comprar chocolates enlatados, llenos de productos químicos. Los médicos tradicionales chinos dicen que aunque transformemos en píldora el elemento más nutritivo de un alimento, el proceso elimina su valor energético, tan esencial y nutriente como las proteínas, vitaminas y minerales.

En mi práctica médica, observé problemas de nutrición de distintos tipos: la desnutrición de los pobres de las tierras muy frías, que tienen dietas ricas en carbohidratos y deficientes en proteínas, y la de los pobres de las tierras muy cálidas que tienen dietas de hambre, escasas en todo sentido; la malnutrición de los ricos que se guían por capricho y no por sus necesidades alimenticias y la de los acomodados que siguen dietas de moda para mantener la línea. Donde menos desnutrición observé fue en los campos donde aún predominaba la economía de "pancoger" (autosostenimiento), tierras de primavera eterna, clima templado, sin estaciones, que provee casi todo lo que se necesita para una alimentación equilibrada. Estos campesinos poseían pequeños o medianos terruños con árboles frutales, caña de azúcar, yuca, plátano, vaca lechera, cerdo y gallinas, y la huerta casera con una rica variedad de verduras, cereales y leguminosas. Son tierras donde el maíz y el frijol crecen abrazados, invitando a combinar su consumo, que aporta al cuerpo un excelente plato de proteínas. El campesino sale al mercado a vender algunas frutas y huevos, a buscar carne roja y sal; sala la carne y la come seca, no necesita nevera, no acumula, no desperdicia, no contamina. Algunas condiciones de vida de este campesino no son ideales. El acceso a la educación y a la atención de salud, por ejemplo, son limitados. Antes, consideraba estos estilos de vida atrasados y ahora me parece terrible que no los hayamos mirado más de cerca para rescatar los aspectos que facilitan un cierto balance.

Nos hemos inventado el apelativo de tacaño para quien se resiste a las tentaciones de la sociedad consumista y se mantiene económico, reutiliza y recicla lo que puede.

El mundo vive un desarrollo desigual. Muchos imperios han aparecido y se han hundido, casi siempre a causa de los errores motivados por su codicia, lujuria y arrogancia. Desde la aparición de la agricultura extensiva, hace unos diez mil años, el hombre ha querido expandirse y en este proceso ha devastado regiones enteras y ha creado extremos de desigualdad. En un país tercermundista, los campesinos sin tierra colonizan el monte, donde las circunstancias de vida son muy difíciles. En esos lugares, el aislamiento y las dificultades invitan a la alianza para poder sobrevivir. Hay que hacer frente común para facilitar la producción de lo necesario, el comercio de los excedentes, la compra de lo que no se produce y el transporte de suministros.

Entre las realidades que me ha dolido palpar, está la falta de opciones de gran parte de la población en los países del tercer mundo para seguir y mantener estilos saludables de vida. Hay gentes sin tierra donde cultivar, sin trabajo que provea lo necesario para comprar lo esencial, que viven en lugares apartados donde las condiciones sanitarias dejan mucho que desear y los suministros son insuficientes o muy caros, y que, incluso, ignoran qué es lo saludable porque la pérdida del instinto debida a la urbanización no ha sido suplida con suficiente educación.

He oído defender, y he defendido por años, la industrialización como sinónimo de progreso, pero creo que los resultados dependen del uso que el hombre hace de ella. Los avances tecnológicos pueden ahorrar sufrimiento y mejorar las condiciones de vida del hombre; pero la humanidad es un todo muy complejo, y en el mundo de hoy, la industrialización implica mercancía, la mercancía implica codicia, y la codicia implica violencia, expansión y lucha de poder. La tecnología se usa bajo el paradigma de que la tierra pertenece al hombre, y, por eso, la agota, sin visión del futuro. Puedo formular mi mejor propósito de tener una nutrición que incluya sólo productos que no hayan sido sometidos a procesos químicos, nada refinado, leche de vacas no tratadas con hormonas, hortalizas cultivadas sin fertilizantes, y así por el estilo. Pero dependo del costo y disponibilidad en el mercado de estos productos que son, por lo general, más costosos y escasos, en especial en las ciudades de los países del tercer mundo.

He visto a personas sin limitación económica que la vida ha puesto en encrucijadas en las que tienen que cuestionarse la validez de sus hábitos alimenticios y que han intentado iniciar un proceso de cambio. Con frecuencia arañan la superficie, pero debajo no hay ninguna convicción, ningún cambio real. La comida sigue, por ejemplo, cocinándose sin amor, almacenándose hasta que se pudre en la nevera, comiéndose a la carrera. Se perdieron los rituales de agradecimiento que cada día nos recordaban lo afortunados que somos cuando podemos poner pan en nuestra mesa y que daban al alimento una prioridad que hoy en día le negamos.

La película "Como agua para chocolate", del director mexicano Alfonso Arau, plantea de manera melodramática cómo el estado de ánimo de quien cocina influye sobre el efecto que los alimentos causarán en quien los consume. Corresponde a una creencia arraigada en distintas culturas y se refleja en todos los rituales que rodean el acto de alimentarse, desde la selección de los productos pasando por su preparación hasta la forma en que se sirven.

Hoy en día sabemos que la secreción de endorfinas aumenta durante los momentos placenteros. El placer hace que los órganos se comuniquen de forma eficiente. Por eso queremos hacer de las comidas una pausa en la que podamos poner nuestra mente por completo en lo que estamos haciendo. No hay "comida rápida saludable".

Nuestro regreso a la totalidad implica, también, ser conscientes del gran todo del que somos parte y voltear nuestra mirada hacia el futuro de la tierra que nos provee y nutre. Para que siga alimentándonos a nosotros y a las generaciones venideras debemos respetarla, cuidarla y honrarla. Para esto necesitamos construir un nuevo tipo de sociedad.

El sociólogo Daniel Quinn plantea en sus libros "Ismael" y "La historia de B" que tenemos que aprender a vivir según la ley de la vida, la que siguen todos los otros seres vivos. La enorme diferencia entre otras criaturas vivientes y nosotros es que ellas pertenecen al mundo, y nosotros creemos que el mundo nos pertenece y actuamos en concordancia.

En el sur de Florida, donde resido al escribir estas letras, la mayoría de vecinos poseen sistemas de riego para mantener la grama como un manto verde uniforme durante el tiempo de sequía, de noviembre a marzo, cuando, por falta de lluvia, se quema la hierba. Mientras cuidaba el jardín en mi anterior residencia, descubrí que el pasto seco sirve de costra protectora contra la excesiva deshidratación de la tierra, actúa como fertilizante al pudrirse, y entre la grama color paja comienzan a crecer pequeñas flores y arbustos que antes no estaban. Aparecen margaritas blancas y pequeñas violetas, y enredaderas de hojas resistentes trepan por la corteza rugosa de los pinos. El jardín se llena de palomas y mariposas. Es una fauna y una flora diferentes a la del lluvioso "verano" de mitad de año. Es el ciclo de la vida cuyos secretos todavía no develamos por completo. Mi vecino arrancaba o fumigaba la maleza. Yo bromeaba con él y le preguntaba qué tenía de mala esa hierba. Él sonreía desconcertado. Llevaba años siguiendo esa rutina. ¿Por qué nos deshacemos de la maleza? Porque los agricultores nos enseñaron. Para ellos constituye un perjuicio económico dejarla crecer. Sólo los agricultores inteligentes rotan los cultivos y entienden que cada cosa que produce la naturaleza cumple una función.

¿Por qué nos empeñamos en violar los ciclos de la tierra, en forzar su productividad, en llenarla de desechos indestructibles? No es cierto que esos procesos de transformación de la tierra, la agricultura extensiva, la tecnología, hayan logrado acabar con el hambre en el mundo. Miles de niños siguen muriendo de inanición. La abundancia de unos no garantiza la solvencia de otros, y la agricultura extensiva ha desertificado vastas extensiones de tierra que ahora carecen de agua potable. Dos billones de personas en el mundo (una tercera parte de su población) carece de agua potable. Detrás de esa expansión inconsciente está nuestra codicia, el afán de poseer más de lo necesario, la ambición de ser propietarios, el miedo a no poder subsistir.

Es entendible que la humanidad viva aterrada ante la posibilidad de repetir la experiencia de las hambrunas causadas por las sequías. Los logros son inmensos en el proceso de aprender a almacenar y conservar los alimentos en previsión de vacas flacas, pero estamos extrayendo los jugos del planeta hasta dejarlo estéril, estamos matando la gallina de los huevos de oro por no ser más racionales y sensibles.

El otro día, caminando en la mañana por mi vecindario, sentí el temblor de la tierra que se estremecía con los ataques del bulldozer[10]. Se había despejado de naturaleza un par de acres de tierra para levantar una vivienda modelo, se cavaba la tierra para cimentarla. Ya no estaban los matorrales ni las ardillas ni las palomas. El cuadro era desolador, y sentí que si producimos devastación, sea lo que sea que estemos haciendo, se justifique como se justifique, no podemos llamar a eso progreso.

Si lo que derrota a nuestro *sanador entrañable* es la interferencia causada sobre la comunicación entre órganos, que impide el desempeño exitoso de las funciones homeostáticas del cuerpo, también esto se aplica a la salud planetaria. La capacidad de la tierra para mantener condiciones estables se ve afectada por la forma en que la tratamos. Los cambios de la tierra son tan lentos que el hombre vive sin preocuparse por ellos. Pero ahora se producen con mayor rapidez, como se ha evidenciado con el comportamiento inusual del clima[11], cuya explicación muchos encuentran en el fenómeno invernadero. Reportes recientes[12] hablan de cómo se derrite de rápido el hielo de los polos durante el invierno, probando este controvertido fenómeno.

Las sociedades que hemos creado desmejoran la calidad del agua, la comida y el aire que consumimos. Nuestra relación con el planeta, los roles que jugamos en la sociedad, el individualismo y la calidad de nuestras relaciones con los demás son el origen de gran parte de nuestros malestares. Se habla mucho y se practica poco el amor al prójimo. Nuestra vida está llena de tensiones, temores y frustraciones.

---

[10]N.E.: Máquina automóvil de gran potencia, provista de una pieza delantera móvil, de acero, que le permite abrirse camino removiendo obstáculos [tractor nivelador].

[11]Por ejemplo, una cifra récord de seis huracanes devastó los territorios aledaños al Golfo de Méjico en 2004 y 2005 y un Tsunami en el Océano Índico afectó a muchísimos países a final del 2004.

[12]Marc Kauffman en el diario Washington Post: "Decline in Winter Artic Ice linked to greenhouse gases", Sept 14, 2006. Y la famosa película (ahora en libro) "Una verdad incómoda", producida por el exvicepresidente de EE.UU., Al Gore, sobre el calentamiento global.

Quinn, mencionado anteriormente, divide la humanidad en dos grandes grupos: los que usurpan y los que conservan. Los unos invaden, poseen, transforman y violentan, y los otros respetan, observan "la ley de la vida" y viven de acuerdo con ella. A muchos de estos últimos los llamamos comunidades primitivas, de las cuales quedan ya muy pocas y cuyo legado poco llega a las nuevas generaciones. Según sus creencias, las aguas del Lago Okeechobee, el segundo mayor de EE.UU., fueron entregadas a los indios Miccosukees por el "Hacedor de aliento". Los indios, que migraron a la península de Florida hace doscientos años, vivían de la caza y la pesca, y algunos sembraban maíz. La integridad de los ecosistemas basados en el Everglades, el enorme y lento río que fluye desde el lago Okeechobee, en el centro de Florida, hasta el golfo de Méjico, empezó a ser amenazada con la llegada de pobladores a la región. Se construyeron diques para prevenir la inundación y proveer de agua potable a las áreas pobladas. En 1909, se completó el canal que conecta el Lago Okeechobee con Miami. Más tarde se completó el Tamiami Trail, una carretera rural que corre desde Miami en el Este hasta Tampa en el Oeste a través de los Everglades, interrumpiendo el flujo de las aguas. El Trail atravesó la parte más hermosa del territorio, conocida como "Gran Ciprés", un oscuro bosque de un millón de acres donde todavía existen islotes en los que las orquídeas cuelgan de los árboles y las panteras acechan a las nutrias, venados y puercoespines. El lago comenzó a recibir los residuos fosfóricos de la industria agrícola, principalmente caña de azúcar. Ahora, las aguas están tan contaminadas que buena parte de su pesca no puede consumirse, la mayor parte de la vegetación ha sido arruinada, y la caza es exigua.

Cuando hace treinta años el cacique Miccosukee Buffalo Tiger abanderó la demanda de reconocimiento de su pueblo como nación, no se imaginó que aunque su derecho a la tierra les fuera otorgado, no podrían volver a su antigua relación con ella. Ahora, los nativos pasean turistas en "airboats" que con sus enormes hélices aéreas se abren paso casi sin tocar las aguas por entre la manigua pantanera. Los no nativos relatan con orgullo el proceso de "civilización" de los indígenas que se han incorporado a la corriente del "progreso": tienen casinos, aire acondicionado y camionetas "SUV", los vehículos que más gasolina consumen y más contaminan.

La salud planetaria es tan importante como nuestra propia salud, y nuestra supervivencia depende de que lo tengamos claro. Somos corresponsables del universo. Aquí también hace falta un vuelco paradigmático.

De aquellas fantasías épicas en que transformábamos el mundo con nuestro sacrificio y esfuerzo y la movilización de las masas, que en esta época se enmarcaría en lo que se ha llamado codependencia, nos movemos hacia un trabajo más modesto, pero persistente y ambicioso, en el que nos responsabilizamos de ser más conscientes y mejores seres humanos, de manera que educamos con nuestro ejemplo, palabras, sentido comunitario y actividad cívica.

La historia nos muestra que los estilos de vida evolucionan. Unos pueblos y sus costumbres sucumben arrasados por otros. Hay fusiones culturales que sacrifican la sabiduría acopiada por siglos.

Es curioso que al tiempo que los mandatarios propugnan por la globalización del planeta coexista la moda de un regreso a los orígenes y se multipliquen los paladines que defienden el desarrollo de formas primitivas de producción, la protección de especies en peligro de extinción o el desarrollo sostenible.

En 1978, en la Conferencia de Atención Primaria celebrada en Alma Atta, la Organización Mundial de la Salud produjo una declaración que propugnaba la meta de "Salud para todos en el año 2000". La importancia de esta declaración estribó en el reconocimiento del papel fundamental de las acciones estatales dirigidas a la promoción de la salud y la prevención de la enfermedad. Constituyó, en ese momento, un viraje que alejó las políticas de salud de lo remedial, que era su foco hasta entonces. Para los países del tercer mundo significaba cambios importantes. Más que construir hospitales, se puso a la orden del día entrenar a promotores rurales de salud, desarrollar campañas de vacunación y buscar soluciones para los problemas de la infraestructura sanitaria.

El desarrollo de sistemas unificados de salud con énfasis en lo preventivo, después de los años setenta, se sustentó en un hecho estadístico: en el tercer mundo, alrededor de tres cuartas partes de las consultas médicas reportadas eran causadas por enfermedades que, en realidad, no requerían atención médica (autolimitantes, como el sarampión o la gripe, ante las que sólo cabe un tratamiento sintomático) o derivaban de las condiciones sanitarias y de los estilos de vida.

Ya le hemos dado la vuelta al siglo XX y no hemos conseguido la meta de salud para todos que la OMS se había propuesto. Enfermedades y muertes causadas por males previsibles siguen estando al tope de la lista y es patente que la tendencia creciente es hacia la privatización. Como consecuencia de la privatización, muchos gobiernos han sido relevados de su responsabilidad sobre la salud de sus pueblos, los costos se han elevado, la calidad de los servicios se ha deteriorado y el acceso a los mismos se ha limitado. En Estados Unidos, sólo un 44% de la población tiene un seguro médico que le permite costear sus necesidades de salud.

La privatización ha generado su contraparte. La gente se ha volcado hacia otras alternativas menos costosas, menos invasivas y más amables. En los últimos treinta o cuarenta años, el mundo ha presenciado el desarrollo de un movimiento hacia las prácticas médicas que ponen el énfasis en la búsqueda de una función óptima y no se limitan a la mera eliminación de síntomas. El enfoque tiende a ser preventivo y basado en el autocuidado, que implica asumir la responsabilidad por el propio cuerpo. El corolario es el cambio en el estilo de vida, la minimización del uso de fármacos, tóxicos y aditivos, y la promoción de conductas que promueven la salud. Por desgracia, esta tendencia pinta como buen negocio, y los inversionistas han volteado sus ojos sobre el potencial mercado que aquí se encierra, invadiéndolo de productos que confunden al consumidor.

AGENTES NOCIVOS

En todo el mundo se ejerce una medicina popular que no está registrada en ninguna parte. Mucha gente siente una fascinación hacia las cuestiones médicas, quizás relacionada con una de las máximas que rigen al mundo: "conocimiento es poder", y el conocimiento médico es uno de los más apreciados. También creo que la privatización de la medicina ha elevado tanto los costos de la atención que la gente busca soluciones alternativas cuando siente un malestar. Esta medicina popular, que practican todos los que por una u otra razón se han familiarizado con las cuestiones de salud, se simplifica en gran parte con los diagnósticos de moda. Si en los tiempos del genial Molière todo el mundo sufría de cólico miserere (apendicitis), hace un siglo todo era infeccioso y hace un par de décadas casi todo se diagnosticaba como virosis, ahora existe un nuevo "diagnóstico" aplicable a casi todas las condiciones. La vecina dice que tiene dolor de cabeza, el compañero de trabajo siente dolor en el pecho, la sobrina presenta una infección urinaria y todos unánimes proclaman: *Es el estrés*. Se sabe que a la vecina el esposo le es infiel, ¡qué estrés! El compañero de trabajo no va a ser capaz de cumplir la meta de producción, ¡qué estrés! La sobrina va perdiendo el semestre en la universidad, ¡tamaño estrés! Pues, esta vez, todos tienen la razón.

El estrés es producido por un cambio en el ambiente percibido por el cuerpo o la mente como un reto, una amenaza o un factor que puede alterar el equilibrio. Pero el cuerpo nace equipado con todo lo necesario para adaptarse porque el estrés hace parte del proceso normal de interacción entre el ser humano y su medio ambiente; es parte de la vida. Lo nuevo es el estrés crónico, característico de la vida moderna. Nunca como ahora el ser humano ha estado sometido a tantos, tan intensos y tan variados estresores, con tan pocas pausas restauradoras y tan escasos elementos compensatorios. Generan estrés todos los estímulos que hacen demandas al cuerpo. Si es intenso, produce daño, dolor y malestar. Incluso cuando no es excesivo, sino repetitivo, se produce un desequilibrio que conocemos como enfermedad.

La creciente contaminación del medio ambiente y las comidas producen nuevos tipos de estrés con efectos deletéreos sobre el cuerpo, que se explican por el aumento de radicales libres. Son normales los procesos de oxidación que comprenden el paso de un par de electrones de un átomo a otro. En ocasiones, una molécula con un enlace débil se rompe quedando con un número incompleto de electrones, y a esto se le llama un radical libre. Incluso, como parte normal de su funcionamiento, el sistema inmune produce algunos radicales libres para neutralizar virus o bacterias. Los radicales libres se comportan como solterones cuya única meta en la vida es encontrar pareja. Así como la sociedad produce siempre un cierto número de solterones, la formación de radicales libres es un proceso natural que se da dentro de nuestro cuerpo y también ocurre en los alimentos cuando son procesados, cuando se tuestan, fríen, se secan por congelamiento o se irradian. Como los solterones, los radicales libres son muy reactivos e inestables y tratan de robar pareja (electrones) a otros para formar compuestos más estables. Se crea entonces una cascada de reacciones en las cuales se forman nuevos radicales libres. Por lo regular, el cuerpo puede manejarlos, pero si no hay suficientes antioxidantes disponibles o si la formación de radicales es excesiva, eventualmente se produce daño en las células. Este daño causado por los radicales libres es acumulativo a través del tiempo.

Las membranas celulares cumplen un papel muy importante en la protección de la célula, en el paso de información a través de ella y en el ofrecimiento de moléculas que le dicen a los vigilantes del cuerpo qué tipo de célula es y qué función cumple. Cuando los lípidos que conforman la membrana celular son oxidados por los radicales libres se interfiere la comunicación entre células, que se manifiesta en una deficiencia de su funcionamiento, incluida la destrucción de las grasas protectoras en la membrana celular y la retención de líquidos, acelerando el proceso de envejecimiento. Estos efectos dañinos de los radicales libres están siendo estudiados como factores causales en enfermedades como el Alzheimer, que afectan el sistema nervioso. También se estudian los efectos sobre el sistema inmune. Frente a los radicales libres, el cuerpo reacciona tratando de reparar el daño, pero incluso su capacidad para reparar y regenerar puede haber sido comprometida por dichas sustancias. Los procesos proliferativos y degenerativos, incluyendo el envejecimiento, se explican por el fenómeno arriba descrito que se conoce como "oxidación celular". Si los radicales libres atacan a las moléculas que participan en la reproducción celular, las células pueden volverse cancerosas. También pueden dañar las células responsables de remover el colesterol de la sangre, lo que permitiría la formación de placas en las arterias y daría origen a enfermedad coronaria. Así como el cuerpo es multidimensional, el universo en que existimos también lo es, por eso los estresores pueden ser de varios tipos y su impacto puede manifestarse en una o más dimensiones de nuestra existencia, como puede verse en el Cuadro 1.

DESECHOS QUE CONTAMINAN EL AGUA, EL AIRE Y LOS ALIMENTOS

Aunque los automóviles y las industrias de hoy en día han incorporado tecnología que reduce la contaminación, el número de autos y de industrias sigue creciendo. Según la Agencia de Protección Ambiental de Estados Unidos (EPA), el 20% de la polución del aire en Norteamérica procede de los automotores. Con sólo el 4% de la población mundial, en Estados Unidos existen ocho automóviles por cada diez habitantes y producen el 25% de la contaminación mundial por monóxido de carbono. La Academia Nacional de Ciencias de EE.UU. afirma que ya existe la tecnología capaz de mejorar de forma dramática la economía de combustible y reducir la contaminación, pero razones de distinto tipo retrasan la promulgación de leyes que hagan forzosa la producción de autos menos contaminantes. Por otra parte, los desechos industriales y domésticos que terminan en las vertientes de agua menoscaban no sólo la calidad de la misma sino que contaminan los peces que se utilizan para consumo humano. Se han reportado altos niveles de metales como el plomo y especialmente el mercurio en el pescado, que han generado alarmas sanitarias en sitios como el Golfo de Méjico. En algunos

CUADRO 1. AGENTES ESTRESORES

ESTRESORES	DESCRIPCIÓN
Físicos, mecánicos y biológicos	Traumatismos, inanición o insolación. Falta de sueño, agotamiento, exceso de ejercicio, demasiada oscuridad, exceso de luz, tiempo prolongado bajo luz artificial, sobrecarga de trabajo. Parasitismo e infecciones.
Químicos	Contaminación del agua, el aire, la tierra y la comida con productos sintéticos.
Electromagnéticos	Las ondas de radio que atraviesan el aire trasportando señales para los receptores de radio, televisores y celulares; los campos electromagnéticos de baja frecuencia, los computadores, los aparatos electrodomésticos y los aviones, son fuente de estrés electromagnético.
Emocionales	Un amplio rango de situaciones producen estrés (relaciones, trabajo, estudio, salud, situación socioeconómica, pérdida de un ser querido) y nos ataca por todos los frentes: noticias en la televisión, tráfico, recesión, situación migratoria, guerra.
Mentales	Los pensamientos conflictivos se traducen en ansiedad, miedo, desazón y estas emociones hacen que el cuerpo se autointoxique con cierto tipo de moléculas (hormonas) que, al acumularse, causan daño.

lugares del planeta se recomienda no alimentar a los niños o las embarazadas con comida de mar. El mercurio ha sido asociado con el incremento en el número de casos de autismo[13]. La Administración de Alimentos y Drogas (FDA) y la Agencia de Protección Ambiental aconsejan a las mujeres en edad fértil, las mujeres embarazadas, las madres lactantes y los niños pequeños que eviten comer algunos tipos de pescado y que elijan pescado y mariscos bajos en mercurio. Las entidades mencionadas recomiendan evitar la carne de tiburón, pez espada, atún y bonito. En el portal www.epa.gov se encuentra información y advertencias sobre los lugares más contaminados, que pueden cambiar según la temporada.

Los aditivos químicos que se usan en los alimentos para mejorar su sabor o preservar su consistencia y mantener una apariencia de frescura después de meses, van a dar a nuestras células y sus residuos al agua que bebemos. Cuando elegimos una fruta en el supermercado, lo hacemos, de modo inconsciente, por su apariencia. La naturaleza se las ingenió para hacernos saber a través de un color o aroma que una fruta está madura y así ayudarnos a obtener suficientes minerales y vitaminas en una dieta hecha de comidas de colores variados. Pero la naturaleza no se limita a atraer a nuestra vista hacia los alimentos que nos convienen. También nos atrae con los sabores: una comida nutritiva es también sabrosa al paladar. Hace unos cuantos años se descubrió cómo convertir el alquitrán (betún) en líquidos de colores brillantes que hoy encontramos en casi todo lo que se usa, incluyendo la comida y los investigadores están muy cerca de imitar a la perfección los sabores naturales. Para los fabricantes de alimentos, éstas son buenas noticias. Los colores y sabores venden sus productos, y ellos lo saben. El problema es que gran número de colorantes son derivados del petróleo, y los sabores pueden estar basados en cientos de químicos naturales o artificiales.

Uno diría: *¿Qué hay de malo con un poquito de betún en un dulce? ¿Qué importa que la paleta de cerezas no contenga ninguna cereza y el jugo de uva no se acerque para nada a la uva? ¿Necesitamos enterarnos de lo que contiene el cereal que desayuna el pequeño Juanito?* Desgraciadamente, sí.

Los fabricantes de cigarrillos se las ingeniaron para encontrar sustancias como el amonio, que mejoran el sabor y refuerzan la adicción. Estos mismos fabricantes han descubierto que el azúcar y sustancias como el Monoglutamato Sódico (MSG), que se agregan a los alimentos, generan también adicción a sus productos. La prevención de las adicciones comienza desde la infancia, cuando se le enseña a un niño a comer sano y a controlar

[13]Casabianca, S.: "Conference to raise Autism awareness". Naples Sun Times, Abril 17, 2005.

la compulsión por un alimento. Es cierto que el cuerpo posee una gran habilidad para tolerar la exposición a sustancias peligrosas, pero los efectos de éstas son acumulativos y van debilitando nuestro organismo. La epidemia de obesidad en EE.UU., por ejemplo, se atribuye, en parte, a los efectos secundarios del MSG y del jarabe de maíz con que se endulzan casi todas las bebidas. Hoy vivimos en un mundo donde ni el agua ni el aire son puros, los alimentos están contaminados con pesticidas, antibióticos y hormonas de crecimiento, y tan procesados o refinados que han perdido los nutrientes esenciales y la fibra. Si le añadimos a esto la comida semisintética, teñida y con sabores artificiales y preservativos, no debe sorprendernos que nuestro cuerpo reaccione alterando su funcionamiento. Es cierto que Juanito puede ser más sensible que Tomás y tener una reacción física a la combinación de tanto químico. Por ejemplo: dolor de estómago, enuresis, debilidad muscular, dolor de oído; o una reacción emocional: poca tolerancia a la frustración, hiperactividad, agresividad, locuacidad; o un problema en el colegio: leer una historia, recordar una palabra, hacer un problema de matemáticas o escribir. Por lo general, resulta difícil establecer la relación directa entre estos síntomas y los aditivos, y por eso no hay leyes claras que regulen su uso en los alimentos. Para muchos Juanitos, niños por lo demás normales, una alta exposición a productos químicos o un déficit de elementos compensadores, los ha sensibilizado a algunas de las sustancias sintéticas en la comida o el ambiente. Para los Tomases de este mundo, las consecuencias pueden ser menores. Para empezar a solucionar los problemas de Juanito, hay que sacar de su dieta los químicos. Hay que aprender a mirar la lista de ingredientes en las cajas de alimento y, por si las dudas, elegir una dieta basada en alimentos frescos, orgánicos y naturales[14].

LAS VIBRACIONES DE BAJA FRECUENCIA

Estamos expuestos constantemente a campos electromagnéticos que son invisibles. La tecnología ha introducido aparatos eléctricos que pro-

---

[14]El término "orgánico" se refiere a los alimentos que se han certificado como libres de residuos químicos, mientras que "naturales" se refiere a los que no han sido procesados industrialmente.

ducen vibraciones de extrema baja frecuencia (ELF) las cuales interfieren con nuestro propio campo electromagnético. Las ondas que transportan información a través de las antenas de televisión, los ordenadores, los teléfonos móviles, los electrodomésticos y los aviones son fuente de estrés. La exposición a ondas de radio puede causar serio daño a nuestro organismo. Nuestras células son tan sensibles que el metabolismo, la actividad de las sustancias que trasmiten información, la síntesis de material genético y el comportamiento celular en general, pueden ser afectadas por frecuencias no naturales, las cuales aumentan la presencia de radicales libres en nuestro organismo. Y ya vimos lo que éstos pueden causar. Este tipo de radiación de baja frecuencia, que la produce entre otras cosas el bonito radio-reloj que mantenemos al pie de la cama, también interfiere en la buena comunicación entre el sistema nervioso y los músculos. Nuestro cuerpo tolera bastante bien la radiación normal de una casa: cables eléctricos y equipos electrodomésticos. Pero al añadir el uso de teléfonos móviles, ordenadores, microondas, líneas de alta tensión, aguas subterráneas[15], se desborda la copa y los efectos negativos del estrés comienzan a manifestarse.

ESTRESORES EMOCIONALES, MUY TANGIBLES

Incluso el estrés emocional puede contribuir a la oxidación celular estimulando la producción de hormonas que generan radicales libres; cuando el hígado trata de desintoxicar el cuerpo, también genera radicales. Casi todos creemos que el estrés emocional es el más predominante y dañino. Cubre un amplio rango de situaciones y nos ataca por todos los frentes. Las noticias sobre la economía nacional y los conflictos bélicos internacionales, la estructura jerárquica de la sociedad y la alta competitividad en nuestro lugar de estudio o trabajo, la duda sobre nuestra estabilidad laboral, el tráfico de las ciudades... Todos estos factores nos estresan día tras día. Hay otros estresores que se suman a la carga diaria y ponen a nuestro organismo en estado de alerta roja, como la pérdida de un ser querido, un divorcio, las enfermedades invalidantes... Los roles familiares y sociales han cambiado

---

[15]Las aguas subterráneas son ricas en radón, un gas que ha sido asociado con cáncer de pulmón.

tanto en las últimas décadas que las relaciones constituyen, con frecuencia, una fuente elevada de estrés, en lugar de contrarrestarlo, cual sería su función primordial. Todos nosotros hemos tenido que enfrentar situaciones difíciles a lo largo de la vida. La forma en que nos afectan depende de diversos factores. En primer lugar, de la intensidad de la situación vivida, pero también de nuestra percepción que modula la susceptibilidad individual y de las experiencias ulteriores que refuerzan o compensan el impacto de un trauma.

En la película "K-Pax", del director Ian Softley, el protagonista enfrenta la pérdida de sus dos seres más queridos, esposa e hija, y responde creando un mundo de delirio en el que le es posible continuar viviendo. En "El príncipe de las mareas", de Barbara Streisand, cada uno de los hermanos implicados en un mismo drama, tienen reacciones completamente diferentes al trauma que vivieron en la infancia.

Recibí por internet una historia que me parece ilustrativa de lo que la vida puede hacer con nosotros. La joven hija de un chef está abrumada ante las primeras dificultades que le presenta la vida. El padre pone a hervir tres ollas con agua mientras la escucha. En la primera introduce un huevo; en la segunda, una zanahoria, y en la tercera, después de hervir el agua, café. Luego de unos minutos, muestra a su hija lo que ha sucedido en las tres ollas y concluye: *De nosotros depende lo que la vida haga de nosotros. Puede convertirnos en blandos como el agua caliente a la zanahoria, duros, como le sucedió al huevo o transformarnos en algo nuevo, con estupendo aroma y sabor, como el café.*

LOS PENSAMIENTOS QUE NOS AGOTAN

Vivimos en el ámbito de la mente gran parte de nuestro tiempo. Anticipamos el futuro, resentimos nuestro pasado, fabricamos sueños que no están anclados a la realidad. Dice Carl Sagan, en su libro "Dragones del Edén" que *El precio que pagamos por la previsión del futuro es la desazón que ello engendra.*

He pensado con frecuencia que uno de los principales problemas filosóficos radica en que el ser humano se equivocó al formular las preguntas fundamentales. Osho[16] cuenta una anécdota de Picasso: un admirador había pasado mucho tiempo mirándolo pintar, y cuando el cuadro ya estuvo terminado, le preguntó al artista: *¿Cuál es el significado de la obra?* Picasso se enfureció: *¡Vaya al jardín a preguntarle a la rosa, cuál es el significado de rosa! ¿Por* *qué la gente me pregunta por el significado? Si la rosa puede existir sin ningún significado, ¿por qué no pueden mis pinturas simplemente ser?*

La vida simplemente es. Pero nos empeñamos en construirle significado. Y no todos les damos a nuestras experiencias el mismo. Esto lo refleja muy bien la expresión popular "cada uno habla de la feria según como le va en ella". Esto sucede porque nuestra percepción es selectiva, y eso significa que no percibimos todo lo que hay (al menos no de modo consciente) sino sólo un aspecto de la realidad. Esta selección depende de varios factores, entre los cuales están la agudeza de nuestros sentidos, nuestra perspectiva (donde estamos localizados en relación con lo observado), nuestra condición psicológica o física (estado de ánimo, de salud, actitudes, valores), nuestras experiencias previas, nuestras necesidades actuales y nuestros propósitos.

Las experiencias a las que optamos exponernos son, por lo general, aquéllas que reafirman nuestras ideas preexistentes, refuerzan lo que ya sabemos y confirman nuestra identidad. La justificación de lo que hacemos radica en nuestra necesidad de proteger, mantener y reafirmar tanto la imagen como el concepto que tenemos de nosotros mismos. Nuestros sentidos reciben un número de estímulos superior al que el cerebro es capaz de procesar. Por ejemplo, el ojo puede manejar cerca de cinco millones de bits por segundo, de los cuales el cerebro procesa conscientemente una ínfima parte. Por eso, en el proceso de darle significado a nuestras experiencias, de manera automática definimos dónde concentrar la atención. Para sustentar lo anterior, sugiero el siguiente ejercicio. Por favor, lea:

ES interesante INTERESANTE LA programa radial CAPACIDAD DEL en el cual se define CEREBRO medio ambiente PARA ELEGIR carreras de caballos ENTRE UN la necesidad de comer CONJUNTO DE casi siempre ESTÍMULOS, construir sentido poético UNO SOLO. En la humanidad ÉSA ES LA CARACTERÍSTICA que aprende poco a poco DE LO errores QUE SE atención CONOCE personajes COMO PERCEPCIÓN queridos SELECTIVA.

[16]Maestro hindú mundialmente conocido. No escribió libros, los que se conocen son transcripciones de sus charlas. Ver bibliografía.

¿A qué le puso atención? ¿Qué elementos lo distrajeron? Al final del párrafo había hecho una selección de las palabras que quería leer, ¿cierto? Nuestra comprensión es selectiva, necesitamos interpretar la información que no es consistente y sólo retenemos aquello que es bueno para la imagen que tenemos de nosotros mismos. Eso explica por qué cuando vivimos una experiencia que nos disgusta, evitamos repetirla en el futuro.

Hasta aquí he mencionado una serie de estresores o factores que afectan nuestra manera de responder al estrés y que se han hecho parte de la cotidianidad porque nos hemos acomodado y aceptamos el statu quo, los estilos de vida impuestos sobre nosotros por factores sociales, culturales y económicos. Se nos está enseñando que ésta es la manera ideal de vivir, incluso se la apellida un sueño y se la pone como modelo para el planeta entero bajo el nombre del progreso.

Estamos aceptando pasivamente la globalización que ha introducido cambios planetarios cuyas consecuencias aún no podemos medir. Si en la naturaleza, la diversidad es garantía de supervivencia, ¿qué va a suceder con el hombre cuando los medios de comunicación, la educación y la guerra hayan terminado de completar su labor homogenizadora y todos hayamos adoptado un estilo de vida donde se produce más de lo que se necesita, se come más de lo que se apetece y las respuestas del cuerpo son interferidas por un sinnúmero de estresores de los que ya no podemos sustraernos? ¿Queremos la aldea global? Los valores, creencias y comportamientos que las distintas culturas han encontrado para apuntalar su supervivencia están muriendo. A medida que el planeta "progresa", se produce una devastación a todo nivel que afecta al funcionamiento de nuestros cuerpos. El consumidor de los productos de la devastación es casi tan responsable como el productor, el que diseña las políticas y el que las implementa. Hay, eso sí, una diferencia de poder.

EQUILIBRIO A PRUEBA

El cuerpo está sometido de forma permanente a tensiones externas e internas (estímulos o estresores) a los que responde de manera dinámica, desencadenando un proceso de adaptación que tiene por finalidad mantener una cierta estabilidad y constancia de nuestras condiciones internas para garantizar nuestra supervivencia. Este proceso está a cargo de lo que hemos llamado *sanador entrañable,* e implica todos los sistemas corporales.

Si existen tensiones excesivas y los recursos para responder a ellas son insuficientes, se desencadena una crisis. Cuando ocurre, el cuerpo busca y se aferra a todos los recursos posibles. Por ejemplo, si una herida desencadena una hemorragia, se produce una vasoconstricción generalizada (estrechamiento de los vasos sanguíneos) que retarda el flujo de sangre para dar oportunidad a las plaquetas de congregarse y formar un coágulo, y así evitar una pérdida mayor de sangre.

Durante un ayuno, se liberan azúcares provenientes de nuestras reservas que continúan supliendo nuestras necesidades. Si la disminución en el aporte de alimentos se prolonga, el cuerpo responde disminuyendo sus necesidades energéticas y convirtiendo en reserva de grasa cualquier aporte calórico extra al que tenga acceso. Esto explica, entre otras cosas, por qué ganamos peso con tanta facilidad después de una dieta estricta.

A nivel psicológico se responde de manera similar. Nuestra primera reacción, cuando nos avisan que un ser querido falleció, es de incredulidad, de negación. Es frecuente que casi en forma simultánea nos encontremos irritables y manifestemos ira; negación e ira son mecanismos mentales necesarios para procesar una pérdida, dando tiempo para reunir energías que permitan hacer frente a la tragedia.

En chino, la palabra "crisis" se representa por dos caracteres, uno significa 'peligro', y el otro, 'oportunidad'. Sintetiza los dos polos de este momento, el peligro de sucumbir y la oportunidad para evolucionar hacia un nuevo estado. Las crisis ofrecen experiencias de aprendizaje para el cuerpo en todas sus dimensiones. Un número determinado de las células que defendieron el cuerpo durante una infección "recuerdan" al invasor y permanecen en el cuerpo. Si el germen vuelve a entrar al cuerpo, estas células pueden dar comienzo a una rápida respuesta del sistema inmune. La pérdida de un ser querido nos muestra posibilidades que antes no habíamos percibido, modifica nuestros roles y algunos de nuestros patrones de conducta.

Los sistemas de comunicación del cuerpo proveen la información necesaria acerca de los cambios que se producen dentro del organismo o en el ambiente. El cuerpo puede entonces evaluar situación y recursos, y responder ante una amenaza ya sea regresando al estado anterior o evolucionando hacia un estado donde sea más eficiente. El equilibrio logrado se conoce como homeostasis.

Si los recursos existentes no son suficientes para atender una crisis o si las circunstancias que la provocaron se prolongan, existe la posibilidad de una mala adaptación, que es también una forma de mantener un cierto equilibrio; ésta se manifiesta con síntomas, y entonces se produce lo que conocemos como enfermedad. En ambos casos, se trata de un proceso dinámico, de una respuesta "inteligente" del cuerpo que busca ante todo mantener la función y ahorrar recursos para garantizar la supervivencia. Las condiciones críticas tienen que ser extremas o el cuerpo debe agotar sus recursos para que éste sucumba.

Por ejemplo, síntomas como fiebre o diarrea son a la vez signos de alarma y respuesta del cuerpo a una urgencia. Ante una infección intestinal, la fiebre produce un incremento del metabolismo y un aumento de la producción de glóbulos blancos, que son capaces de poner a raya al germen invasor. La fiebre también aumenta la producción de sustancias (interleuquinas, interferón) que favorecen la actividad de los glóbulos blancos. El cuerpo reacciona frente a la alerta para protegerse no sólo del invasor sino de la toxicidad o déficit resultantes. La diarrea, que es un aumento en la fluidez de los desechos intestinales y en el número de excreciones, es también una defensa que facilita y agiliza la expulsión de bacterias y sustancias tóxicas del organismo. En ambos casos, fiebre y diarrea, se produce un gasto excesivo de líquidos. El cuerpo responde a la necesidad de reponerlos produciendo una intensa sensación de sed y sequedad de las mucosas.

Una cierta cantidad de tensión (estrés normal o eustrés) es necesaria para estimular nuestro funcionamiento, y conlleva una homeostasis interna (fisiológica) y un manejo adecuado del ambiente externo (psicosocial). Si viviéramos protegidos en una jaula de oro en la que se suplieran todas nuestras necesidades antes de manifestarse, no sabríamos cómo adaptarnos al mundo externo al recobrar la libertad. Ni siquiera seríamos conscientes de nuestras necesidades y no sabríamos expresarlas. Es lo que sucede a los animales domésticos o a los que han vivido siempre en un zoológico, y está comenzando a ocurrirnos a los seres humanos. Vamos al refrigerador cuando lo que necesitamos es un abrazo. Comemos cuando el cuerpo nos pide líquidos...

Una de las inquietudes que genera el estilo de vida moderno es si pone en riesgo nuestra capacidad de adaptación, si comprometerá a la larga y permanentemente la inteligencia innata del cuerpo, si llegará a hacernos por completo dependientes de agentes externos o instrucciones para suplir nuestras necesidades. Desde el punto de vista evolutivo, nuestro alejamiento de la naturaleza ha resultado en la pérdida de respuestas instintivas. El instinto ha sido reemplazado por el conocimiento, sea emocional, sensorial, mental o cultural. Una buena muestra de esto es que las madres humanas son las únicas del reino animal que necesitan instrucciones para alimentar a sus crías.

Si habitamos en climas artificiales más o menos constantes, miramos a través de vidrios polarizados que matizan el color, usamos desinfectantes en demasía y nuestro comportamiento está predeterminado por el aprendizaje de lo "correcto", ¿perderá el cuerpo humano su capacidad para adaptarse de forma adecuada al frío o al calor? ¿Perderán nuestras pupilas su capacidad para contraerse ante un exceso de luz? ¿Fabricaremos suficientes anticuerpos para reconocer los antígenos externos cuando todo está tan desinfectado que no hemos sido expuestos a ellos? ¿Estaremos en condiciones de responder creativamente a retos adaptativos inesperados?

Si le confiamos nuestra memoria a agendas digitales, aparatos telefónicos o cualquier otro sistema informático, ¿terminaremos prescindiendo de ella hasta el punto de perder la capacidad de memorizar?

Aunque el darwinismo sostiene que la supervivencia de una especie depende de la selección natural, y ésta es producto más que nada del azar, empieza a encontrarse evidencia de que cambios adaptativos pueden ser transmitidos a la descendencia. ¿Estamos amenazando la supervivencia de la especie con nuestro estilo de vida?

Los más optimistas confían en que la capacidad homeostática del cuerpo es infinita. Los más pesimistas predicen nuestra extinción. Quizás la verdad esté en el camino del medio, en el conocimiento que la humanidad ha acumulado para encontrar las soluciones en formas de vida más armónicas y más respetuosas del cuerpo y de la naturaleza.

LA VIDA ES COMO UN HALO LUMINOSO

Virginia Wolf, como personaje de unos de mis escritos, decía: *Yo creo que la vida está lejos de ser así [mecánica]. La mente recibe millares de impresiones. Aquí, mientras conversamos, usted capta mi traje, la puerta que se abre, la camarera circulando por entre las mesas y, además, me escucha y oye la música de fondo; unas impresiones serán tan leves que se esfumarán, y otras permanecerán grabadas con la dureza del acero. Es como una lluvia de átomos: la vida no es un conjunto de faroles colocados simétricamente. La vida es un halo luminoso*[17].

Para concebir el cuerpo en su multidimensionalidad y en sus expresiones vibracionales, para entender cómo opera el *sanador entrañable,* para vislumbrar la comunicación que se desenvuelve a diversos niveles de nuestro ser, necesitamos una visión holística, ecológica y dinámica. Tenemos que desatarnos, así sea por un momento, del marco referencial que la humanidad ha construido por siglos.

¿Cómo cambiar la visión y el pensamiento lineal[18] que nos ha caracterizado? ¿Acaso no es éste el pensamiento que se estimula en las escuelas primando lógica, matemática y escritura? ¿Cuántas escuelas en Occidente consideran parte de su currículo la meditación para ayudar a desarrollar la intuición, la percepción o entrenar la agudeza de nuestros sentidos? Nuestro idioma es lineal —el chino y el japonés, no—. Está compuesto por una cadena de unidades mínimas que se combinan y articulan jerárquicamente. El pensamiento que predomina en Occidente es lineal, pero la vida no lo es; la vida es paradójica. La intuición es paradójica, multidimensional, no lineal, por eso es el camino que nos conecta con esa totalidad de la que hacemos parte. Religiones, filosofías y ciencia a lo largo de la historia registran divergentes visiones del mundo, unas mecanicistas, otras dialécticas.

Las teorías lineales, como las de Galileo y Newton, que han predominado en el pensamiento científico de Occidente en los últimos siglos, provienen de la observación y manipulación de objetos inertes, no de objetos vivos. Buscaban dilucidar cómo una causa dada producía un cierto efecto. Pretendían aislar variables y reducir la naturaleza a sus unidades fundamentales para poder estudiarla. El riesgo de estas explicaciones es que, sin su contexto, reducen al ser humano a sus partes, lo desmiembran y, a la larga, lo pierden de vista, como quien se concentra en el árbol pierde de vista el bosque.

La teoría cuántica, formulada a comienzos del siglo XX, transformó la física para ayudarnos a entender que existe una unidad básica en el universo (palabra que significa único y diverso), como lo han entendido desde hace siglos los hindúes, budistas y taoístas. Las cosas que percibimos como individuales son manifestaciones de ese todo.

---

[17]"En busca de mi habitación propia". En: "El pequeño periódico". n° 19, 1985, p. 8-9.
[18]El término "lineal" se refiere a estrecho, rectilíneo, secuencial, que considera una sola dimensión o dirección, en oposición a simultáneo, dinámico o sistémico.

El Kybalión postula esa unidad que existe dentro de un todo que fluye y cambia cuando habla de los principios de la polaridad y el ritmo:

Según el principio de la polaridad, todo es doble; todo tiene dos polos y su par de opuestos: los opuestos son idénticos en naturaleza pero diferentes en grado. Los extremos se tocan; todas las verdades son semiverdades; todas las paradojas pueden reconciliarse. Según el principio del ritmo, todo fluye y refluye; todo tiene sus periodos de avance y retroceso; todo asciende y desciende; todo se mueve como un péndulo; la medida de su movimiento hacia la derecha es la misma que la de su movimiento hacia la izquierda; el ritmo es la compensación.

Los chinos expresan similares principios al explicar el Tao —todo— y las polaridades, Yin y Yang. Lo simbolizan en un círculo que contiene dos polos opuestos. Uno blanco, que al crecer se convierte en negro, uno negro que crece hacia lo blanco, y cada uno contiene el germen del otro.

El desarrollo de la epistemología sistémica marcó un hito al inclinar la práctica médica, a partir de la década de 1950, hacia nuevas vertientes como la Medicina Familiar y la Terapia de Familia, caracterizadas por visiones dinámicas. La Teoría General de Sistemas (TGS), postulada por Ludwig von Bertalanffy, se desarrolló como una ciencia de los sistemas vivientes y se enfocó en las características de los sistemas globales, ampliando el concepto aristotélico que afirma que el todo es más que la suma de sus partes. Esta teoría produce un vuelco paradigmático, en donde la inquietud por las relaciones lineales causa-efecto es reemplazada por el estudio de la totalidad, los patrones y los circuitos de retroalimentación. La TGS postula que los sistemas —conjuntos de estructuras relacionadas entre sí para cumplir una función— mantienen condiciones relativamente estables gracias a la existencia de circuitos de retroalimentación; se autorregulan. Éstos son definidos como mecanismos de procesamiento de información por medio de los cuales el sistema determina la naturaleza de su estado presente, la naturaleza de un disturbio ambiental —o ambos— y genera una respuesta. La respuesta puede tener como objetivo llevar al sistema a corregir la desviación o evolucionar hacia un nuevo estado.

La concepción de "circuito de retroalimentación" es muy cercana a la de "mecanismo de control homeostático": procesos encargados de mantener constantes las condiciones de un sistema como el cuerpo humano frente a los cambios del medio ambiente. A veces, la función de estos circuitos corporales se interpreta de una manera mecánica, equiparándola a la de un termostato, pero esta explicación se queda corta. En el interior de un sistema siempre existe un libre juego de fuerzas, una compleja interacción.

Por ejemplo, en el cuerpo, la estabilidad en presencia de temperaturas ambientales extremas depende de factores como nuestra dieta, la cantidad de líquidos que bebemos, procesos de vasoconstricción o vasodilatación de la piel, ritmo de nuestra respiración, la producción de energía a nivel celular o el trabajo muscular, entre otros. No hay un simple interruptor que se prende y apaga cada vez que la temperatura se sale del rango deseable. Para efectos de tipo práctico, llamaremos de aquí en adelante circuitos de retroalimentación a los mecanismos de interacción dinámica que caracterizan a los sistemas y contribuyen a mantener la homeostasis.

El ciclo ovulatorio es un magnífico ejemplo de cómo operan los circuitos de retroalimentación. Está basado en la comunicación entre hipófisis, ovarios y útero, cuyos cambios se determinan de manera recíproca. La hipófisis produce hormonas estimulantes que cada mes dan una orden de producción al ovario; éste responde elaborando sustancias que influyen sobre el útero, el que crea condiciones para la eventual anidación de un óvulo fecundado. Una vez el ovario ha producido suficiente estrógeno, la hipófisis suspende su propia producción de hormona estimulante. Tanto si se da o no la anidación, el útero informa a la hipófisis del evento, y ésta responde dando instrucciones al ovario sobre las nuevas metas productivas. Entonces, el ovario libera los productos correspondientes (progesterona) que determinan las condiciones que ahora el útero deberá crear. Entender y respetar estas interacciones dinámicas es esencial, la mejor defensa que puede esgrimirse a favor de la cautela que requiere el uso de elementos perturbadores como medicamentos, los agentes químicos de los alimentos o la exposición a campos eléctricos de muy baja frecuencia, factores capaces de interferir en la fina sincronía que requiere la inteligencia del *sanador entrañable* para desplegarse en toda su majestuosidad.

Muchas mujeres encuentran su función ovárica comprometida tras el uso prolongado de anovulatorios. Personas cuya producción de hormona tiroidea es deficitaria son medicadas con sustitutos hormonales que no transforman la condición glandular sino que generan una dependencia de la hormona sintética, a veces de por vida. Con frecuencia, la administración de una hormona no sólo trastorna la delicada red de recíproca regulación entre glándulas sino que enmascara deficiencias que, si se corrigieran, con mucha probabilidad solucionarían el problema que se quiere tratar. Es el caso de un aporte insuficiente de hierro y manganeso, que puede explicar la disminución en la producción de hormona tiroidea o la normalización en la producción de serotonina gracias al ejercicio físico en una persona deprimida.

Cuando las hormonas provienen de fuentes externas, los ciclos normales regulados por circuitos de retroalimentación se anulan. Al administrar estrógenos sintéticos, por ejemplo, la hipófisis no siente necesidad de estimular la producción en los ovarios. Otro tanto puede contarse en el caso de la tiroides; esto, sin mencionar los efectos indeseables de la mayoría de los productos sintéticos.

Desde esta perspectiva se han puesto de moda productos que, se presume[19], estimulan el normal funcionamiento del organismo. La tecnología hace esfuerzos por compensar los problemas que ella misma ha causado. Pasarán años antes de que sepamos cuáles serán los efectos a largo plazo de los nuevos productos que hoy se comercializan como inocuos y se venden sin control de los organismos que regulan el mercadeo de los medicamentos. Ojalá no repitamos el error que se cometió con la moda de consumir vitaminas, cuando aún no se sabía que las megadosis resultan dañinas.

En el artículo "Nutrition from the Kitchen, Not the Lab" [Nutrición desde la cocina, no desde el laboratorio] publicado en el boletín Health & Nutrition Letter de la Universidad de Tufts, se confirma algo que los médicos chinos vienen advirtiendo desde hace años: aislar los nutrientes esenciales de una planta para convertirlos en una píldora no garantiza que ésta tenga los efectos de aquéllos. No sólo el consumo de suplementos y vitaminas artificiales no reemplazan una buena nutrición ni garantizan nuestra salud sino que según los estudios a los que se refiere el artículo, se han encontrado resultados contraproducentes, como en el caso de la vitamina E, que debemos consumir en nuestra dieta pero produce resultados indeseables para la salud (náuseas, gases, palpitaciones, tendencia a las hemorragias) cuando se consume como píldora.

---

[19] Los productos naturales, suplementos, hierbas y vitaminas que se comercializan sin ser investigados o aprobados por la FDA o la EMEA (organismo regulador de la Unión Europea) salen al mercado con la advertencia de que los beneficios que claman no han sido comprobados por las respectivas autoridades sanitarias. Ambas entidades están empezando a considerar el control de su venta debido a que algunos de ellos, como la Efedra, se han encontrado perjudiciales para la salud.

COMUNICACIÓN VITAL

Durante milenios, ha sido un principio fundamental en la medicina china que de la apropiada comunicación entre los órganos depende nuestro estado de salud, un concepto que resultaba absurdo para la medicina de Occidente. Sin embargo, en las pasadas décadas se ha confirmado, ampliado y profundizado el conocimiento sobre esa comunicación entre los órganos del cuerpo que, en efecto, existe y se da en distintas dimensiones, siendo las más estudiadas la bioquímica y la eléctrica.

En la superficie de las células del cuerpo se hallan ciertas moléculas de proteínas que, al descubrirse, confirmaron una sospecha sostenida por los farmacólogos durante años: para que las medicinas actúen deben encontrar en el cuerpo un lugar donde "anclarse", un lugar que los farmacólogos apellidaron "receptor". La investigadora de Fisiología y Biofísica de la Universidad Georgetown de Washington, Candace Pert, compara esas moléculas receptoras con escáneres que están atentos a encontrar en los líquidos que las bañan otras moléculas con las cuales aparearse. Una vez que la unión se realiza, el portador puede pasar la información que trae a la célula; el mensaje tiene sobre la célula un efecto regulador. Algunas de estas sustancias inician la síntesis de proteínas, mientras que otras hacen la membrana de la célula más o menos permeable. Algunos mensajeros se apoyan unos a otros (sinergismo) y otros transmiten mensajes contrarios (antagonismo). El fenómeno no es exclusivo para los medicamentos sino que también explica las relaciones existentes entre los distintos órganos del cuerpo.

Cuando Pert, al comienzo de su carrera como investigadora, probó la existencia de "receptores opiáceos" (moléculas a las que se adhieren las endorfinas, hormonas producidas por el cuerpo que sedan y alivian el dolor), contribuyó a unir las ciencias de la endocrinología, la neurología y la inmunología, y ratificó la existencia de la unidad entre cuerpo y mente. Sus estudios sobre la bioquímica del cuerpo no demuestran un poder de la mente sobre el cuerpo o que el pensamiento domine al cuerpo sino que *la mente se hace cuerpo*. Esta diferencia parece sutil, pero las palabras reflejan nuestra manera de entender las cosas. Cuando se conceptúa que la mente domina al cuerpo se hace énfasis en la dualidad, no en la unidad. El trabajo de Pert con las "moléculas de la emoción" demuestra que una serie de mensajes fluyen a través del organismo, transportados por moléculas. Ella denomina "mente" al producto de esa transmisión de información.

La ciencia oficial ha reconocido que los sistemas inmune, endocrino y nervioso poseen un lenguaje químico común. Dichos sistemas están unidos en una red multidireccional de comunicación ensamblada por los péptidos que transportan datos. Pero no sólo estos tres sistemas se comunican entre sí; en realidad, todos los sistemas corporales conforman una red dinámica de interacciones. Todos son agentes del *sanador entrañable,* pues están implicados en las funciones autorregenerativas, autorreguladoras y autorreparadoras del cuerpo humano e intervienen de una u otra forma en el proceso de comunicación.

Seguro que todos hemos experimentado agotamiento después de una lesión local: fractura, esguince o diarrea. ¿Por qué se compromete el estado general de bienestar al sufrir una lesión local? Porque el cuerpo moviliza todos sus recursos para reparar tejidos que han sido afectados por un estímulo nocivo. Se podría decir que el hígado participa en el proceso de reparación de mi rodilla traumatizada aportando, por ejemplo, los azúcares de reserva necesarios para la inesperada demanda de energía, metabolizando las sustancias de desecho provenientes de las células lesionadas o muertas y sacrificando una pequeña parte de su cuota de sangre durante la redistribución de fluidos que ocurre ante una reacción inflamatoria.

Como ya se mencionó, nuestro *sanador entrañable* se sujeta a la eficiencia de sus sistemas de comunicación. ¿Cuáles son, pues, los elementos de un sistema de comunicación? Desde una perspectiva evolutiva, la comunicación aparece en el instante mismo en que aparece la vida. Se descubrió hace poco, con gran alboroto, que las bacterias no sólo se comunican sino que colaboran entre sí. Todo organismo viviente, y también toda estructura social, está condicionado por sus sistemas de comunicación. A medida que ascendemos en la cadena evolutiva, el proceso de comunicación se hace más complejo, pero los elementos que la garantizan siguen siendo, en lo fundamental, los mismos. La comunicación, tanto al interior del cuerpo humano como en la vida social, implica emisión y recepción recíproca de mensajes entre interlocutores; supone un mensaje, desde luego, pero también la capacidad para recibirlo y la correcta interpretación del mismo. También involucra un medio para el transporte del mensaje y, en los casos en que la comunicación directa es imposible, es necesario un mensajero.

El equilibrio puede romperse cuando uno o más de estos elementos falla. Recuerdo un juego que llamábamos "teléfono roto" que ilustra lo que sucede cuando la información es interferida por las condiciones en que se transmite. Los jugadores conformábamos un círculo, y unas palabras eran dichas al oído de la persona vecina, la cual a su vez secreteaba al oído de la persona siguiente; cuando el mensaje había pasado por todas las personas que formaban el círculo, era completamente distinto al original.

Así mismo, el cuerpo humano está condicionado por el funcionamiento de sus sistemas de comunicación. Los órganos de los sentidos, los receptores nerviosos localizados en los órganos o en la superficie del cuerpo, los receptores moleculares, los *chakras* y las vías de transmisión de los mensajes (linfática, sanguínea, sináptica, nadis, meridianos) son elementos que deben funcionar de manera óptima para mantener intacta la transmisión de información. Aunque a veces no se perciba, cualquier alteración del sistema sensitivo repercutirá en la perturbación de la totalidad de su función. Las ciencias de la salud, a pesar de sus innegables avances, crean una fragmentación indeseable del cuerpo humano al perder de vista el todo cuando trata la parte. Al prescribir analgésicos a un paciente para su dolor de rodilla, por ejemplo, se pierde de vista que la medicación puede saturar los receptores de ciertos mensajes que garantizarían la resolución del proceso inflamatorio[20].

La intervención de un terapeuta, sea cual sea la dimensión en la que intervenga, debe ser por completo respetuosa con los procesos de comunicación interna del cuerpo. Un masaje, por ejemplo, puede ser un fabuloso relajante y, aun así, constituye un factor estresante que requiere del cuerpo una respuesta. Cada vez que un terapeuta interviene en el cuerpo desde fuera, produce simultáneamente un cambio en las condiciones externas e internas del organismo que trata. Por eso, las ciencias de la salud ponen cada vez más atención en la prevención y educación para el autocuidado. El conocimiento del propio cuerpo y la toma de responsabilidad por parte de la persona, que es la mejor experta en su propio cuerpo, previene la aparición de síntomas o su empeoramiento.

---

[20]Los antiinflamatorios rofecoxib (Vioxx) y valdecoxib (Bextra), por ejemplo, fueron retirados del mercado en 2005 cuando se descubrió que incrementaban el riesgo de enfermedad cardiovascular. La limpieza de las arterias que llevan sangre al corazón depende también del sistema inmune, el cual se retarda cuando se usan antiinflamatorios.

VIBRAMOS

Hemos insistido en que el cuerpo es multidimensional. Somos, en primer lugar, seres que existimos de forma simultánea en esferas biológicas, psicológicas, sociales, espirituales y cósmicas. A pesar de constituir apenas una pequeña parte de lo que somos, lo físico con frecuencia se roba toda nuestra atención porque es visible, palpable, tangible y denso. Sin embargo, la densidad de nuestro cuerpo físico es un fenómeno resultante de la forma en que nuestros átomos y moléculas están empaquetados, de su tamaño y de la velocidad a la que giran los electrones. Para entender esta afirmación es útil imaginar las aspas de un ventilador, que son visibles y discernibles sólo cuando el ventilador está quieto; una vez éste empieza a girar, las aspas parecen formar un disco homogéneo y no pueden distinguirse una de otra. Cuanto más pequeño es el ventilador, mayor la sensación de que entre las aspas no hay espacio. Cuando los electrones están girando a velocidades increíbles, producen la sensación de densidad de un cuerpo. Las otras dimensiones del cuerpo son "sutiles", invisibles para la mayoría de las personas. Y, sin embargo, tenemos evidencia clara de su existencia. Nadie duda que tengamos una mente, pero nadie ha podido localizarla en la anatomía física del cuerpo. Una de las dificultades que encuentran los psicoterapeutas en su trabajo es la imposibilidad de realizar mediciones objetivas[21] de los fenómenos mentales o emocionales; estos profesionales se ocupan de los aspectos sutiles del ser humano.

Pienso que la principal característica de la multidimensionalidad es que un mismo fenómeno tiene expresión simultánea pero peculiar en cada uno de los niveles. Una persona que sufrió un ataque por parte de un amigo tendrá pensamientos desagradables sobre el incidente; al concentrarse en estos pensamientos se produce una respuesta emocional (rechazo o ira) que a nivel físico se expresará con la producción de moléculas de adrenalina o cortisona. A nivel espiritual, ese pensamiento puede afectar nuestro aprecio por los seres humanos.

La noción de "cuerpos sutiles" proviene de filosofías, prácticas esotéricas y medicinas orientales. Sin embargo, hace tiempo que tal concepto ha

---

[21]Los tests psicológicos no pueden considerarse verdaderamente objetivos.

calado en el pensamiento occidental. Algunos conciben los cuerpos sutiles como capas que se superponen unas a otras sobre el cuerpo físico, una concepción lineal que termina por crear una separación entre un nivel o capa y la siguiente. Desde una perspectiva integral, parece más apropiado usar la imagen propuesta por Osho, que al hablar de cuerpos sutiles, considera que éstos interpenetran el cuerpo físico de una manera similar a como una esponja embebe el líquido en el que es sumergida y el aire alrededor penetra el agua y la esponja. Otro buen ejemplo es imaginar un recipiente en el cual ponemos bolas de tenis. Para llenar los espacios entre ellas usamos bolas de golf y después canicas, luego arena y finalmente agua hasta que el recipiente está completamente lleno. Cada elemento representa una de las dimensiones (con distinta densidad) del cuerpo. Las diferentes densidades de la esponja, el agua y el aire, y los distintos elementos en el recipiente, tendrán cada uno su propia frecuencia vibratoria.

Somos vibración. En nosotros, como en el universo, todo vibra, y según la frecuencia y la amplitud de las ondas, la manifestación es diferente. Algunas vibraciones son imperceptibles para nuestros sentidos, otras las percibimos como color o sonido.

Los científicos dan el nombre de "espectro electromagnético" al grupo de diferentes radiaciones conocidas; la radiación es energía que viaja mediante ondas y se esparce como la luz de una bombilla o las ondas de radio. También las microondas, la luz infrarroja y ultravioleta, los rayos X y los rayos gamma son vibraciones; la diferencia entre unas y otras está en el número de ciclos que se suceden en determinada unidad de tiempo (frecuencia) y la amplitud o cantidad de energía que contiene cada una.

La radiación electromagnética puede ser descrita como un chorro de fotones, que son partículas sin masa que se desplazan creando ondas y se mueven a la velocidad de la luz. Cada fotón contiene una cierta cantidad de energía, y todas las radiaciones electromagnéticas consisten de esos fotones. La única diferencia entre los distintos tipos de radiación electromagnética es la cantidad de energía que se encuentra en los fotones. Las ondas de radio tienen fotones con poca energía, mientras que los rayos gamma son los que más energía contienen. Nosotros también emitimos distintos tipos de energía que se percibe como calor, electricidad, luz, sonido o magnetismo.

Sugiero este sencillo ejercicio: suba las manos por encima de la cabeza y dése palmaditas en los brazos comenzando por los hombros y llegando a las manos. Ahora, desde las manos a los hombros. Repita una y otra vez.

Con las manos aún en alto, abra y cierre los dedos por unos minutos. Sacuda las manos. Ahora baje los brazos y con los dedos juntos, formando una concavidad, ponga una mano enfrente de la otra, cierre los ojos y sienta. Después de unos minutos, separe las manos muy lentamente y trate de percibir qué cambios se producen. Junte las manos otra vez. Con las manos separadas unos diez centímetros mire al suelo por el espacio que hay entre las manos. Ahora mire el mismo punto retirando las manos. ¿Es diferente?

La física cuántica encontró que el átomo está formado por quarks, partículas aún más pequeñas que el electrón y el protón, y demostró que al nivel del fotón se da una dualidad onda-partícula. Lo sutil y lo denso, energía y materia, son polos de una unidad de contrarios, o, si se quiere, equivalencias de una ecuación, la famosa ecuación formulada por Albert Einstein hace cien años: Energía es igual a Materia por Velocidad de la luz al cuadrado, $E=MC^2$. Los contrarios no se excluyen, forman una unidad.

Procedimientos médicos como los electrocardiogramas, electroencefalogramas y electromiogramas registran las ondas (vibraciones) del corazón, el cerebro y los músculos, respectivamente, demostrando que nuestro cuerpo genera electricidad. Un experto puede saber, por ejemplo, qué anda mal con el corazón cuando registra el campo eléctrico o magnético de este órgano.

Antes de que la cuántica revolucionara la física, tres importantes investigadores, Michael Faraday, Nikola Tesla y Thomas Alva Edison, se habían encontrado en sus experimentos con el fenómeno del campo electromagnético que rodea el cuerpo humano[22]. El SQUID (Superconducting Quantum Inteference Device) [mecanismo para registrar la interferencia superconductora cuántica], capaz de medir el campo biomagnético generado por un simple latido cardíaco, una torsión muscular o el patrón de la actividad de una célula del cerebro, está siendo utilizado en investigación en diversos centros médicos del mundo. Ese biomagnetismo registrado por el SQUID es similar al que los sanadores han percibido por siglos. Muchos estudios han reportado que los sanadores producen una emisión magnética en la

---

[22]Faraday descubrió que se podían inducir corrientes eléctricas con el uso de imanes, lo cual abrió la puerta a la generación de energía (que explica por qué hoy nuestros hogares están invadidos por electrodomésticos); a Tesla le agradecemos la comunicación inalámbrica, y Edison creó, entre otras cosas, el fonógrafo y la bombilla eléctrica.

palma de las manos cuyos efectos (por ejemplo sobre el crecimiento de las plantas) pueden observarse aunque el campo emitido que se detecte sea muy débil. Las ondas magnéticas alrededor del cuerpo pueden medirse con el SQUID. El cerebro produce señales del orden de 10^{-9} gauss; el corazón, señales del orden de 10^{-6} gauss, y mientras sanan, las manos de un sanador pueden producir señales en el orden de 10^{-3} gauss, 1.000 veces más fuertes que las del corazón[23].

La fotografía Kirlian o electrofotografía se toma en presencia de un campo eléctrico de alta frecuencia, alto voltaje y bajo amperaje. Fue inventada en 1940 por el ruso Seymon Kirlian, quien demostró con imágenes la existencia de un campo o aura alrededor de cuerpos y objetos, cambiante y dinámico, y afectado por circunstancias externas e internas. En tiempo más reciente, también se ha establecido que las células absorben luz y luego emiten fotones desde el núcleo de las células desde su ADN[24]. Esa luz es muy débil para ser vista por el ojo humano, pero se ha detectado en el laboratorio. A esas partículas se les ha dado el nombre de "biofotones", y constituyen una radiación que todos los sistemas vivientes emiten en los espectros de luz visible y ultravioleta, y está correlacionada con la mayoría, si no con todas, nuestras funciones fisiológicas. Como los fenómenos corporales no son unidireccionales, lo más probable es que los biofotones "circulen" desde el ADN a la periferia y viceversa, interconectando el cuerpo. Los biofotones han sido relacionados con la reactividad química de las células, el control del crecimiento y los ritmos biológicos. Esto explicaría, a nivel sutil, la comunicación entre células, tejidos y órganos, una comunicación cuya existencia ha sido comprobada por la bioquímica y de la cual volveremos a hablar más adelante.

Entre las explicaciones de los científicos sobre la existencia de la radiación lumínica mencionada, está la que ve la emisión de biofotones como si éstos fueran el subproducto de las reacciones bioquímicas a nivel celular. Otra teoría considera que estos fotones constituyen una forma inusual de

---

[23] Liu, Y et.al.: "The effects of Taoist QiGong on the Photon Emission from the Body Surface and Cells", Proceedings of the First World Conference for Academic Exchange of Medical QiGong, Beijing, China, 1998. Citado en www.chiexplorer.com/newsletters.
[24] ADN: Ácido desoxirribonucleico, lugar donde almacenamos el material genético que determina nuestro fenotipo.

luz, luz coherente, similar al láser, lo cual daría credibilidad a la idea de que existe una inteligencia detrás de los fenómenos biológicos (un aspecto de la consciencia). Sus aplicaciones ya están siendo estudiadas en el campo de la industria alimenticia, la medicina, la farmacología y las ciencias ambientales. Pioneros de la investigación en este campo son la Universidad Técnica Ilmenau y el Instituto Internacional de Biofísica, en Alemania.

Hace unos años, el gobierno chino patrocinó una investigación con sanadores que practicaban Chi Kung (o QiGong). Para sorpresa de muchos, se encontró que las palmas de las manos de estos sanadores emitían una vibración especial que correspondía a sonidos por debajo del espectro audible. Un aparato que se comercializa hoy día con éxito en EE.UU. está basado en los hallazgos de esos estudios, según los cuales las ondas subsónicas aumentan la circulación, reducen la hinchazón, alivian el dolor y promueven la cicatrización. Liu Guo-long y Richard Lee, de la Facultad de Medicina Tradicional de Pekín, confirmaron recientemente estos datos[25].

En las tiendas ya se consiguen aparatos que combinan luz y sonido para inducir relajación, estados meditativos y controlar el estrés. La física nos cuenta que todos los materiales que conocemos podrían tener propiedades magnéticas. Si no las tienen es debido a que los campos magnéticos de los diferentes átomos no están alineados y sus fuerzas se cancelan entre sí. En cambio, cuando estas fuerzas están alineadas en una misma dirección, los materiales evidencian propiedades magnéticas. Es como en el juego infantil en el que dos bandos se forman y cogidos de la cintura tiran de un lazo en diferentes direcciones. La tensión se mantiene y el lazo sigue templado mientras las fuerzas tiran en direcciones opuestas; una vez que un bando tire más fuerte o el otro pierda fuerza, en un grupo los jugadores caen unos encima de otros "atrayendo" a los del otro bando hacia su mismo lado por el tirón.

En el caso de materiales como el hierro, sus campos magnéticos se alinean en presencia de imanes. Estamos aún lejos de poseer los mecanismos o dispositivos necesarios para corroborar si un sanador, en ciertas condiciones, puede lograr una cierta frecuencia vibracional, "alinear sus átomos" (su

---

[25]"Infrasonic Simulation of Emitted Qi from QiGong Masters", publicado en Internet en febrero del 2006. Visitar www.drwastl.org/files/eeg_and_qgm.htm

conciencia o su campo energético) de tal manera que genere un campo que influya, como el imán al hierro, en la "alineación" de los átomos de otra persona; pero la hipótesis es interesante. Hay investigadores que han encontrado que las ondas cerebrales del sanador cambian cuando administra un tratamiento, induciendo de alguna manera la producción de las mismas ondas cerebrales en quien recibe. Además, la frecuencia de estas ondas es similar a las que se detectan en la Tierra. ¿Se trata de un fenómeno de resonancia, superposición de ondas o interferencia constructiva? La "resonancia" es la cualidad que tiene un cuerpo de retornar una vibración, de formar una onda que se vuelve circuito; el circuito creado entre sanador y receptor permite un máximo flujo de la energía. Las personas que reciben reiki suelen reportar una sensación de calor que es más o menos intensa en las distintas áreas del cuerpo. El sanador reporta una sensación similar, aunque a veces percibe frío y también un cosquilleo o una sensación de atracción magnética entre sus manos y el cuerpo de la otra persona. La sensación que se percibe en las manos durante el acto de sanación es el resultado del encuentro entre el Rei y el Ki.

Michael Shea[26] compara este fenómeno de resonancia con el fenómeno conocido como inducción, en el cual un conductor (en este caso quien recibe) se electrifica en la cercanía de un cuerpo cargado de electricidad (el terapeuta). James Oschman, director de la Asociación para la Investigación de la Naturaleza —Nature's Own Research Association— en Dover, New Hampshire, lo plantea de la siguiente manera en su artículo "How Healing Energy Works[27]" [Cómo funciona la energía sanadora]:

Seto y colegas (en Japón) han encontrado que quienes practican métodos de sanación tradicionales y artes marciales, incluyendo QiGong, yoga, meditación, Zen, etc. son capaces de emitir campos magnéticos pulsátiles fuertes desde las palmas de las manos. Los campos son tan fuertes que pueden ser detectados con un simple magnetómetro consistente en dos bobinas de ochenta mil vueltas conectado a un amplificador sensible. Los campos son unas mil veces más fuertes que los campos biomagnéticos humanos, como el magnetocardiograma estudiado con el SQUID. La frecuencia y fuerza de las pulsaciones

---

[26]Instructor y autor de "Psicología Somática".
[27]Este artículo fue publicado por primera vez en el verano de 1993 en la revista Convergency. Volumen 6, 3. p. 24-30.

registradas por Seto y colegas son sobresalientes. Las pulsaciones ocurren de cuatro a diez veces por segundo. Ésta es una frecuencia importante por varias razones. Primero, es del mismo orden de las ondas cerebrales humanas tal como se detectan en el EEG (electro-encefalograma). Segundo, es una frecuencia similar a los pulsos biomagnéticos registrados en las manos de los practicantes de toque terapéutico por el Dr. John Zimmerman usando el magnetómetro SQUID. Tercero, la frecuencia de la pulsación varía de un momento a otro. La atmósfera de la Tierra también tiene oscilaciones eléctricas y magnéticas que varían dentro del mismo orden de frecuencia.

El fenómeno de la densidad de nuestro cuerpo es incluso más interesante si tenemos en cuenta que la distancia que existe entre el núcleo de los átomos que forman nuestra materia y el lugar donde giran los electrones es proporcionalmente mayor que la distancia de la tierra al sol. ¡Podríamos decir que estamos hechos más de espacio que de partículas! Y, ¿qué hay en ese espacio?

Recuerden las ferias escolares de ciencias donde uno de los experimentos que no puede faltar demuestra que alrededor de un cable por el que circula una corriente eléctrica se crea un campo que es visible como luz en la oscuridad. La relación entre magnetismo y electricidad fue descubierta de modo accidental hace unos cien años por Hans Christian Orsted, quien notó que la aguja de una brújula cambiaba de dirección cuando se acercaba a un cable que conducía electricidad. De química elemental sabemos que, en el átomo, los protones tienen una carga eléctrica positiva, y los electrones, una carga eléctrica negativa. Se ha demostrado que los electrones en reposo son campos electromagnéticos puros y que hay campos electromagnéticos alrededor de protones y electrones. La televisión y las grabadoras son un buen ejemplo de que tanto los sonidos como las imágenes pueden ser transmitidos y almacenados usando patrones electromagnéticos. Fenómenos similares suceden en el cuerpo. Ese campo electromagnético que rodea a los protones y los electrones, ¿puede albergar grabaciones de imágenes, sonidos, olores y todos aquellos elementos que constituyen nuestros recuerdos? Los investigadores parecen estar de acuerdo en que la memoria no reside en un solo lugar. Los especialistas en el sistema nervioso continúan sorprendidos al encontrar que lesiones extensas del cerebro no comprometen la memoria de las personas afectadas como era de esperar.

No existen estudios, por avanzados que sean, que aún permitan saber a ciencia cierta dónde se aloja nuestra mente (o nuestra consciencia) cuyas funciones son el pensamiento, la percepción, las emociones, la voluntad y la imaginación. Sabemos mucho del cerebro, casi nada de la mente. Es cierto que los equipos de resonancia magnética muestran actividad cerebral cada vez que experimentamos una emoción, un deseo o tenemos ciertos pensamientos, pero eso no le asigna una geografía a la mente dentro del cuerpo. Diferentes científicos la definen de diversas maneras. Para el neurólogo de la NASA Rodolfo Llinás, la mente es codimensional con el cerebro, un producto de la actividad de éste. En general, los estudiosos se ponen de acuerdo en que no es localizable. La mente es producto de procesos generados por las percepciones que llegan como información al cerebro y comprende fenómenos como el pensamiento, los recuerdos y las emociones.

Es interesante notar que, para los practicantes de Zen, la mente se aloja en la barriga. El cerebro parece ser la sede de nuestro intelecto, pero ¿dónde reside el que piensa? Hacen, pues, una diferencia entre mente e intelecto. La contraparte del intelecto es la intuición, y ésta parece siempre venir de nuestras vísceras. *Cuando nos emocionamos, los intestinos se contraen,* dicen ellos. Podemos exprimir nuestro cerebro para que nos dé respuestas, pero cuando dejamos de esforzarnos, cuando "tiramos la toalla", la respuesta buscada aparece, en un sueño, en una poesía que leímos por azar... No parece fruto del esfuerzo realizado. Osho cita los casos de Madame Curie y de Buda; ella buscaba la solución a un problema, él, la iluminación. Ambos encuentran lo buscado justo después de que dejan de esforzarse. Madame Curie, en sus sueños, y Buda, mientras dormita a la sombra de un árbol.

Hace ciento veinte años, el profesor William James y su alumno, Walter Cannon, discutían sobre estos temas desde una perspectiva biológica. El primero, de acuerdo con sus estudios, defendía que las emociones eran puramente viscerales; el segundo encontró que había áreas específicas en el sistema nervioso que podían correlacionarse con las emociones. Hace veinte años, Candace Pert postuló que quizá ambos tenían la razón, ya que las emociones producen cambios en el cuerpo y el cuerpo actúa sobre las emociones en un proceso de doble vía. Pero no hay un sitio específico en nuestra anatomía para nuestro amor por fulanito.

En conclusión, existe suficiente evidencia para aceptar que nuestro cuerpo es vibración, energía: atómica, calórica, eléctrica, sónica, lumínica y magnética. El cuerpo es sutil y denso, materia y energía, multidimensionalidad.

UNA RED ENERGÉTICA EN UN CUERPO MULTIDIMENSIONAL

Los sanadores de distintas culturas fueron los primeros en detectar la existencia de campos energéticos y de fenómenos no físicos relacionados con el cuerpo. Esto reivindica la sensibilidad de que estamos dotados los humanos y que puede ser innata o adquirirse. Existe un interesante paralelismo entre distintas escuelas de pensamiento que consideran la existencia de una estructura energética del cuerpo humano. Por ejemplo, el sistema de chakras y nadis de los hindúes es similar al sistema de meridianos de la medicina tradicional china y a los sephiroth de la cábala hebrea.

Budismo, Hinduismo, Ayurveda y Taoísmo tienen sus raíces en antiquísimas creencias. Todos hablan de una energía (ki, chi, prana) que anima la materia y que circula a través de vasos o conductos (los nadis del sistema hindú, los meridianos y canales del sistema chino). Los hindúes hablan de Ida y Pingala, energía solar y lunar; los chinos, de canales vasogobernador y vasoconcepción, de yin y yang. En la mayoría de disciplinas espirituales y marciales japonesas, dos tipos de ki (o seiki) confluyen en el "hara", bajo el ombligo, y conforman el centro vital del cuerpo. La energía celestial entra a través de la coronilla, y la telúrica, por el perineo. Algunos agregan otro tipo de energía conocida como ancestral, la cual reside en las glándulas suprarrenales. Difieren todas estas corrientes, eso sí, en la orientación de sus prácticas y en el centro energético al que asignan la mayor importancia.

La filosofía hindú busca una liberación (Moksha), un nirvana, un estado existencial ideal en el que se experimenta que todo, incluidos nosotros, es Brahma o realidad definitiva. El sabio hindú cultiva el conocimiento y manipula las energías sutiles con el propósito de liberarse de sus ataduras, renuncia a este mundo y depende de los ofrecimientos de los otros para su sostenimiento. Los budistas buscan desistir de apegos materiales, considerándolos fuente de sufrimiento. El prototipo del sabio chino, por el contrario, es el caballero confuciano, un hombre superior que posee sobresalientes respuestas para las cuestiones familiares, políticas o sociales.

Los taoístas chinos atribuyen al cuerpo una determinada cantidad de chi y consideran que la muerte sobreviene cuando ésta se agota. Ellos buscan rejuvenecimiento y longevidad a través de prácticas alquímicas que les permitan ahorrar chi o armonizarse con la energía del universo; éste es el propósito de las artes marciales. El taoísmo esotérico, similar al tantra tibetano y al budismo tántrico, busca a través de la "alquimia interna" la transmutación de la energía vital (sexual). Aunque no de manera exacta, los Tan Tien o calderos alquímicos (inferior, medio y superior) del taoísmo tántrico corresponden a los chakras sacro, del corazón y del tercer ojo.

Para la Cábala, el árbol de la vida, que es el mapa simbólico de los poderes del universo y del hombre, consiste en diez sephiroth conectados por veintidós caminos. Cada sephirah[28] representa sucesivas emanaciones divinas que corresponden a diez etapas en la continua evolución del universo, el hombre y las cosas manifiestas. Cada sephirah es una semilla que contiene un cierto potencial. La meta de un cabalista es hacer que esta energía potencial se convierta en creación para que su libre fluir cree equilibrio en nuestra vida. Los sephiroths del árbol de la vida comparten posiciones y características con los chakras.

Es interesante constatar las similitudes entre distintas escuelas de pensamiento, orientales y occidentales, esotéricas y no esotéricas, antiguas y actuales. La idea de ciclos vitales y desarrollo individual por etapas está presente en Sigmund Freud, Margaret Mahler y Eric Ericsson, por nombrar sólo unos pocos en el terreno de la psicología que es, en Occidente, un equivalente al trabajo con lo sutil (psiquis). Esta idea también se encuentra en el taoísmo chino y en las ideas integradoras, más contemporáneas, del maestro hindú Osho. La creencia central es que nuestra vida se organiza a lo largo de una sucesión de tareas que debemos cumplir con éxito para desarrollar nuestro potencial. También, como con el cuerpo físico, estamos sujetos a influencias internas y externas que favorecen o entorpecen el feliz término de dichas tareas. Como veremos, el desarrollo de la energía en cada chakra se correlaciona con el cumplimiento de tareas evolutivas.

Filósofos orientales y sanadores esotéricos occidentales sustentan la existencia de varias dimensiones del cuerpo, con diferentes nombres y formas. En general, se coincide al afirmar que son siete, uno de ellos denso (físico), los demás, sutiles; cada uno con una vibración diferente, que va de menor frecuencia (físico) a mayor frecuencia (nirvánico o monádico). También se habla de una correlación entre el desarrollo de cuerpos sutiles y chakras. El cuadro 2 detalla algunas de las características que se asignan a cada cuerpo. Al nacer, el cuerpo físico está desarrollado, mientras que los

---

[28]Sephiroth es plural, y sephirah, singular.

otros existen como semilla. Según Osho, toma unos siete años desarrollar cada uno de estos cuerpos con sus correspondientes funciones y características. En la medida en que cada cuerpo se desarrolla, miles de posibilidades se nos abren, lo que depende del tipo de vida que llevamos. La filosofía yogui habla de la importancia de centrarnos en la conciencia del alma y lograr que concuerden acción, palabra y pensamiento. Esta coherencia permite la maduración de cada cuerpo. No todos desarrollamos los siete cuerpos.

CUADRO 2. DIMENSIONES DEL CUERPO[29]

CUERPO	CARACTERÍSTICAS
Físico (denso)	Lo visible, mesurable, palpable.
Etérico	Holograma del cuerpo físico, contiene la plantilla que le da forma. Descrito como cuerpo que tiene la misma forma del físico y se extiende unas pocas pulgadas a partir de la superficie de éste.
Astral	Donde residen sentimientos, deseos y emociones. Algunos videntes lo describen con la forma de un huevo que cambia de oscuro y opaco a claro y brillante o que muestra distintos colores según los sentimientos que nos animan.
Mental	Donde residen los pensamientos. Osho lo divide en mental concreto y mental abstracto. Este último conecta los niveles espirituales con los anteriores o de la personalidad. Su tamaño depende del tipo de pensamientos.
Espiritual o Búdico	Donde se genera lo amoroso, lo unitario. Se extiende al universo.
Cósmico o Logoico	Plano espiritual, donde se conecta con lo trascendente.
Nirvánico o Monádico	Donde se da la permanencia del ser, la esencia.

[29]Resumen de las siguientes fuentes: doctrina hindú del Taittiriya Upanishad; idea Helenística (neoplatónica, hermética) del cuerpo, espíritu vital (neumo), alma (psyche) e intelecto divino (nous); tradición védica; teoría cabalística; teosofía (Blavastky, Steiner, Nueva era); Barbara Ann Brennan.

CHAKRAS

Los chakras han sido definidos como campos, vórtices de energía o centros de conciencia en los cuales se produce un intercambio entre la energía que nos rodea y la energía que circula por el cuerpo. El concepto de chakras ha aparecido tanto en Oriente como en Occidente de forma independiente como parte de diversas religiones, prácticas espirituales, yoga u ocultismo, con algunas diferencias entre ellas. Richard Gerber, en su libro "Curación Energética" explica que los chakras tienen efectos organizadores gracias a la *conexión con la estructura física celular por medio de una compleja red de conductos de energía.* Los chakras, según Gerber, procesan energías de distintas frecuencias, traduciendo las vibraciones de los cuerpos sutiles en manifestaciones fisiológicas.

Osho dice que cada persona tiene un número diferente de chakras en su cuerpo, pero la mayoría de autores que tratan el tema describen siete chakras mayores con las localizaciones y características que se esquematizan en el cuadro 3. En cambio, no hay igual acuerdo sobre chakras secundarios, aunque por lo común se aceptan los de las palmas de las manos, ojos y hombros. A cada chakra le corresponden ciertos órganos, vibraciones (color, sonido) y funciones mentales y emocionales. Cinco de los chakras están localizados en la línea media, atrás y adelante de nuestros cuerpos sutiles. El primer chakra está localizado cerca de donde termina la columna vertebral, y el séptimo, en la coronilla (o a unos centímetros por encima de la coronilla, dicen varios autores). A través de la vida, los chakras se abren (activan) y desarrollan (despiertan) en concordancia con los cuerpos sutiles. Lo ideal sería que estos dos procesos se dieran de modo simultáneo.

CHAKRA 1: se desarrolla en la medida que son provistas las necesidades básicas de nutrición, techo, afecto y estabilidad. La riqueza de estímulos que el ambiente provee garantiza un cierto grado de libertad, que depende de la percepción inicial del mundo. Este chakra, que surge en los primeros años de la vida, está relacionado con el desarrollo de la confianza básica en el mundo.

CHAKRA 2: está relacionado con el proceso de separación e individuación y también se desarrolla en los primeros años de vida. Se relaciona con la conciencia de género, de la propia sexualidad y la preferencia sexual. Es el chakra de la productividad, la creación y el dar a luz. Tiene que ver con el proceso de querer ser como todos los demás sin renunciar a la individualidad.

CHAKRA 3: regula las emociones. Es el centro de poder y aloja la necesidad de reconocimiento. Representa al ego, la identidad. Dirige la creación de la opinión personal, de la que depende la toma de decisiones para el desarrollo óptimo del potencial.

CHAKRA 4: se desarrolla durante la adolescencia, conecta los tres chakras inferiores con los tres superiores y actúa como portón para la energía. Es el centro del amor incondicional e impersonal, la empatía, la devoción y la capacidad para sanar. A través de este chakra surge la conexión con el todo. A través de la vía del corazón, las emociones son purificadas antes de ser expresadas.

CHAKRA 5: se desarrolla al fin de la adolescencia y comienzo de la vida adulta. Es el centro de la comunicación, inspiración y expresión del ser. Regula la expresión de la creatividad en un arte que toca la vida de otros.

CHAKRA 6: es el centro de la percepción y comunicación extrasensorial. Gobierna la conciencia existencial y la intuición.

CHAKRA 7: es el centro que conecta a la persona con lo trascendente. A través de éste se produce la integración de los demás centros y la aceptación de sí mismos.

Algunos autores explican la iniciación al reiki como la alineación de los chakras, lo que permite, según unos, el ascenso de la energía kundalini del primer chakra, y, según otros, la canalización de la energía universal a través del chakra de la coronilla. Las posiciones de las manos usadas en los tratamientos de reiki tienen relación con la ubicación de los chakras.

El uso del péndulo (radiestesia) se puede incorporar a la práctica de reiki para evaluar la apertura y vibración de cada chakra. No creo que exista un esquema de vibración ideal con el cual se pueda comparar la de cada individuo, aunque el trabajo realizado por Bárbara Ann Brennan, reconocida líder espiritual formadora de sanadores en la escuela que lleva su nombre, parece apuntar en esa dirección. Prefiero mirar cómo evoluciona el patrón vibracional de una persona a través de sus procesos, que se evidencia con un cambio significativo en la dirección de los círculos que el péndulo traza, así como en su regularidad, amplitud e intensidad.

NADIS

Los Upanishads (libros védicos escritos sobre el año 700 a.C.) hablaban de unos setenta y dos mil nadis, de los cuales los principales son Ida, Pingala y Sushuma, que corren a lo largo de la columna vertebral. Los nadis

CUADRO 3. LOCALIZACIÓN Y CARACTERÍSTICAS DE LOS CHAKRAS

CHAKRA	LOCALIZACIÓN Y ELEMENTO	COLOR Y SONIDO	CORRESPONDENCIA
Primero. Raíz o base.	Al final de la columna, cerca del cóccix. Tierra.	Rojo. Lam.	Supervivencia, necesidades físicas básicas: sueño, comida, refugio. Deseo de vivir. Comprensión de quién soy.
Segundo. Sacro.	Debajo del ombligo, el asiento de la sexualidad. Agua.	Naranja. Vam.	Sexualidad, Sensualidad y reproducción. Aceptación. Calidad del amor por el sexo opuesto, cantidad de energía sexual.
Tercero. Plexo Solar.	Entre el ombligo y los xifoides. Fuego.	Amarillo. Ram.	El asiento de la voluntad, decisiones, intencionalidad hacia la propia salud, responsabilidad. Emociones. Participación.
Cuarto. Corazón.	Dentro del corazón. Aire.	Verde o rosado. Yam.	Dar y recibir amor, amor incondicional impersonal. Apertura a la vida. Voluntad egocéntrica o hacia el mundo exterior.
Quinto. Garganta.	En el cuello. Éter.	Azul. Ham.	Toma y asimilación. Sentido del yo dentro de la sociedad y la profesión. Expresión y comunicación en los planos mundanos y espirituales. Creatividad.
Sexto. Tercer ojo.	Entrecejo. Radio.	Índigo. Ham Ksham.	Percepción y discernimiento. Capacidad para visualizar y entender conceptos. Ejecutivo.
Séptimo. Corona.	En la coronilla.	Violeta o blanco. Om.	La puerta espiritual, nuestra conexión con lo trascendente. Integración.

son los conductos a través de los cuales circula la energía, que entre los hindúes se conoce como kundalini.

Todo en el universo es básicamente energía y todas sus formas son controladas por campos de información. La energía existe en todas partes como potencial: en la conciencia o espíritu, en los pensamientos, en la transmisión nerviosa y en la fuerza de la gravedad. En el cuerpo, el intercambio de moléculas es comunicación. El sonido, la luz, el calor, el magnetismo, el color y la electricidad son sólo variantes de energía. Lo que difiere es la frecuencia de la vibración y el medio a través del cual la energía es conducida. Los cuerpos sutiles embeben el cuerpo físico. El cuerpo etérico informa (da forma) a cada parte del cuerpo físico y establece sus funciones, como una plantilla que determina la estructura, función y bioquímica del cuerpo, corrigiendo desviaciones, ampliando movimientos que favorecen crecimiento y desarrollo y respondiendo a la información del cuerpo denso. A este nivel se da la comunicación energética.

La energía fluye entre los distintos cuerpos a través de nadis y chakras o a través de los meridianos, según los distintos puntos de vista. Los chakras, como los puntos de acupuntura (tsubos), serían centros de confluencia en el sistema de intercomunicación, donde la información proveniente de tejidos adyacentes es integrada a la de otras partes del cuerpo y del medio ambiente. Los bloqueos al flujo de la energía se manifiestan en la dimensión física mediante síntomas. A nivel sutil, pueden ser detectados por personas que han desarrollado la capacidad de percibir estas energías o con instrumentos especiales, como frecuencias "parásitas" (que no son propias del lugar donde se detectan), microvoltajes o coloraciones.

El doctor Tae Woo Yoo desarrolló la Terapia Koryo, acupuntura en las manos. Utiliza un pequeño aparato, el "rayo eléctrico", con la doble función de diagnosticar exceso o déficit en la circulación de energía y estimular puntos correspondientes para desbloquear el flujo eléctrico. Tuve la oportunidad de usar uno de estos aparatos antes y después de un tratamiento de reiki y comprobé que las medidas (en microamperios) retornaban a los niveles considerados deseables después de terminar la sesión de una hora.

Hace varios años asistí como paciente a la consulta del doctor Jorge Carvajal, en Medellín, quien me trató el síndrome cérvicobraquial (dolor en cuello y hombro) de una manera similar a la utilizada por sanadores pránicos. Inició la consulta pasando las manos sobre mi aura para hacer una evaluación de los chakras y luego utilizó un dispositivo de láser blando para aplicar auriculoterapia (estimulación con láser de puntos de acupuntura y zonas reflejas en la oreja). La consulta duró un poco más de un cuarto de hora, y el dolor, que me venía molestando desde hacía tres meses, desapareció en esos minutos. Más tarde tuve la alegría de ser su alumna en varios de los seminarios que dictó sobre sanación. Conocí algunas de las técnicas para manipular los campos de energía del cuerpo. Además de las manos y el láser, el doctor Carvajal apoyaba su terapia con imanes, espirales de cobre y pequeños filtros de vidrio con especímenes de tejido o moléculas que, al aplicarse sobre ciertos lugares del cuerpo, cumplían con la función cibernética de reprogramar o restaurar la información de la que estaba deficiente un órgano.

Como vemos, existen prácticas alternativas que utilizan diversos instrumentos con la finalidad de influir sobre la plantilla energética, cambiando la frecuencia de la vibración o aportando información donde hace falta para el tratamiento de distintas condiciones físicas y mentales.

BINOMIO FUNCIÓN Y ESTRUCTURA

Gran parte de la medicina que aprendí en la facultad y practiqué durante 17 años estaba concentrada en la estructura física de nuestro cuerpo. Era necesario conocer el organismo, lo que requería desmenuzarlo en pedacitos. Para entender una ictericia, por ejemplo, era esencial haber estudiado en bioquímica cómo se degrada la bilirrubina en el cuerpo, observar en el microscopio una célula hepática y haber disecado en las clases de anatomía y patología un hígado y sus conductos.

Me siento agradecida a mis docentes, en especial con los profesores de fisiología, materia que estudia la relación entre estructura y función de una manera dinámica. También me siento endeudada con profesores que en la clínica me mostraron cómo entender el proceso que había generado enfermedad o cómo interpretar los resultados paraclínicos en el contexto de la evidencia clínica. Va mi gratitud para maestros como Guillermo Fergusson, de quien aprendí que la enfermedad no tenía sólo causas físicas sino, además, sociales, y también a los que me mostraron el camino de la prevención y la rehabilitación. Todos ellos me equiparon con una base fundamental para entender el funcionamiento del cuerpo humano de una forma dinámica, ecológica. Gran agradecimiento para mis pacientes, quienes en tantos años como profesional de la salud me han permitido aprender que un buen tratamiento va mucho más allá de la prescripción de medicamentos.

Hace un par de años, se lesionó mi rodilla izquierda; el menisco y el ligamento colateral interno estaban desgarrados. Me negué a cualquier tipo de intervención médica con el argumento de que todo procedimiento invasivo encierra riesgos. Quise creer en la inteligencia de mi cuerpo, la que hace tiempo venía predicando. Al comienzo, seguí sus indicaciones. Si intentaba caminar y el dolor era insoportable, entonces me quedaba quieta. El cuerpo me estaba señalando que no debía poner peso sobre la rodilla ni flexionarla, y conseguí un soporte para inmovilizar la rodilla y poder ir a trabajar. No me fue necesario tomar analgésicos ni antiinflamatorios. Me apliqué reiki e imanes en la rodilla, con lo cual el dolor se mantuvo bajo control y los signos de inflamación fueron mínimos. Mi mayor preocupación era evitar secuelas limitantes. A las tres semanas, había reanudado mis caminatas matinales. Mi entusiasmo por la rápida recuperación fue tan grande que asistí a un festival callejero de latin-jazz y caminé toda la mañana de un escenario a otro para no perderme nada, olvidando la prudencia. Volví a lesionarme. Ahora, el dolor y la inflamación fueron más serios. La rodilla gritaba *¡aprende a aceptar tus limitaciones!* El cuerpo me obligó a guardar reposo. Usé magnetos, reiki, visualización y Trager, una terapia de reeducación neuromuscular, en la que en ese entonces me estaba entrenando. El dolor cedió, pero como aún no había aprendido suficiente, me lesioné la rodilla una tercera vez al forzarla en flexión. Mi cuerpo gritó aún más alto. De nuevo, reiki, imanes y Trager, y entonces, por fin, escuché y empecé a entender, con una profundidad que antes no había intuido, la relación entre estructura y función. Exploré y entendí también los significados simbólicos, pues en mi afán, como practicante de reiki, por aprender a ser humilde, estaba aceptando una situación humillante en el trabajo. La pista me la dio la rodilla que no me permitía arrodillarme. Acepté mis limitaciones y también mis derechos y tuve consideración con el proceso de recuperación gradual que estaban viviendo mis tejidos. Después de seis meses, mi rodilla estaba restablecida por completo.

En la dualidad función-estructura encontramos un par de opuestos más, una unidad de contrarios que a la vez se complementan y contradicen. En el marco de un pensamiento lineal se da tanta primacía a uno de los polos de una unidad de contrarios que se soslaya el opuesto como si no existiera. Causa y efecto son también una unidad de contrarios.

Cuando hablo de estructura me refiero a las partes que nos constituyen. Cuando hablo de función, quiero decir "proceso". La "estructura" comprende los distintos niveles en que existimos o nos manifestamos, desde energía, genes y moléculas hasta sistemas. La medicina está muy interesada en la relación entre estructura y función. Es un principio evolutivo dialéctico que la función determina la estructura, y viceversa. Sin embargo, en esta etapa de la medicina una cantidad considerable de tratamientos se centran en la intervención de la estructura con cirugía, bioingeniería y medicamentos y, si bien es cierto que se hace con la intención de recobrar o mejorar la función de la parte afectada, a veces los tratamientos invaden de tal forma el cuerpo que interfieren con la funcionalidad de la persona.

Inmovilicé la rodilla, aceptando la necesidad de limitar su función, para impedir un daño mayor de la estructura. Al ceder el dolor, tendría que haberla puesto a funcionar de modo paulatino para dar tiempo al proceso de cicatrización y fortalecimiento de los nuevos tejidos. Debía haber alternado reposo y movimiento para que mi cuerpo evaluara en qué etapa se encontraba la recuperación. Pero cuando rebasé el límite, los músculos alrededor de la rodilla crearon una coraza de espasmos que limitó todavía más el movimiento; moverlos, contraídos como estaban, generaba la alerta —el dolor—, que prolongaba el espasmo por un tiempo mayor. Fue necesario un tratamiento de reeducación neuromuscular (Trager) para que el sistema nervioso evaluara, con la ayuda de un terapeuta, hasta dónde el movimiento era seguro y empezara a relajar los músculos que permanecían contraídos sin necesidad. También se requirió que mantuviera el movimiento dentro de ese rango, indicándole al cuerpo la función posible de la rodilla para que pudiera repararla basado en esa información.

El sistema músculo-esquelético está constituido por huesos, articulaciones, tendones, ligamentos, cartílagos y músculos. El músculo es elástico, y entre sus propiedades está el poder contraerse y relajarse, lo cual garantiza su trabajo. Un cartílago articular tiene una consistencia un poco más blanda que el hueso al que recubre y su superficie es lisa y sin aristas, facilitando el deslizamiento de una cabeza ósea sobre otra, lo que garantiza el movimiento y la locomoción. La estructura está diseñada y se mantiene de acuerdo con la función que cumple.

¿Qué pasa cuando un ser humano abandona la actividad física? Todos hemos oído sobre el peligro de osteoporosis (descalcificación de los huesos), que aparece tanto cuando nos excedemos en la cantidad de ejercicio diario como cuando tenemos una vida demasiado sedentaria. También hemos escuchado sobre la sarcopenia (pérdida de masa muscular), que se presenta después de los cincuenta años como consecuencia de la disminución en la actividad física. Éstos son dos buenos ejemplos de cómo la función afecta a la estructura: órgano que no se usa tiende a la atrofia.

Esta relación entre estructura y función puede mirarse también desde una perspectiva evolutiva que explica por qué nuestro cuerpo tiene la estructura que tiene. Por ejemplo, a través de los siglos, los seres humanos con esqueletos más funcionales (que les permiten más rango de movimiento) tuvieron más éxito en su lucha por la supervivencia, enriqueciendo así el banco de genes de la especie con individuos que tienen un esqueleto más apropiado para correr (escapar del peligro). Un proceso semejante ha ocurrido con cada órgano, con cada estructura del cuerpo humano. La selección natural explica el cuerpo que tenemos, sus estructuras y sus funciones correspondientes.

No discutiré la necesidad de una cirugía para intervenir la estructura en los casos en que la vida depende de ella. También hay cirugías reconstructivas que le garantizan a una persona la recuperación de la función y el regreso al trabajo. Sin embargo, las estadísticas muestran que se realizan millares de cirugías "profilácticas" que podrían evitarse si el paciente se comprometiera a llevar un estilo de vida más saludable. Con frecuencia, se realizan histerectomías con el argumento de prevenir un cáncer que no se ha manifestado y afirmando que el útero ya no es necesario después de superada la edad reproductiva, aunque se sabe que los miomas (razón más frecuente para prescribir cirugía), por lo general, desaparecen después de la menopausia. Las estadísticas norteamericanas reportan también el caso de miles de cesáreas innecesarias. Hay intervenciones quirúrgicas con propósitos estéticos que terminaron en accidentes fatales o en apariencias indeseables. Hay amputaciones que pudieron prevenirse.

Según el informe publicado a finales de 1999 por el Instituto de Medicina (IOM) titulado "To Err is Human" [Equivocarse es humano], en EE.UU. se registran de cincuenta mil a cien mil muertes anuales debidas a errores médicos. La cuarta causa de enfermedad son los efectos secundarios de los fármacos. Se recurre a un exceso de soluciones farmacológicas y quirúrgicas, existe una mentalidad que prefiere introducir sustancias químicas al cuerpo a pesar de las perturbaciones funcionales que éstas puedan producir y una dificultad para ver el proceso de enfermedad de una manera más dinámica. Claro, muchos errores se cometen debido al diseño del sistema hospitalario, el agotamiento físico, el exceso de responsabilidad, al temor a sufrir demandas y otras presiones que por lo común recaen sobre el personal de salud en los hospitales.

Hace muchos años que la medicina occidental está dedicada a combatir la enfermedad usando "antis": antiinflamatorios, antihistamínicos, antibióticos..., e interviniendo impunemente la estructura: cirugías radicales, amputaciones, prótesis, etc. Sin embargo, es esperanzador ver que de la industria de la enfermedad nos estamos moviendo ahora hacia la industria del bienestar. Proliferan publicaciones que dicen a la gente cómo cuidar la salud, seminarios donde se aprenden técnicas para recobrar el equilibrio interno y productos no farmacéuticos: suplementos, vitaminas y minerales publicitados como promotores de salud. Los consultores económicos predicen que éste es el negocio de la década. ¿Qué va a resultar de esto? ¿Nuevas dependencias de nuevos productos o mayor conciencia? *Como la tecnología ha invadido y cambiado nuestras vidas, tiene que proveernos de soluciones,* dicen las compañías líderes en el negocio de lo "natural". Hay que mirar con optimismo el surgimiento de una medicina más interesada en cómo mantener y estimular la función, una medicina más cuidadosa de no afectar la estructura.

EL CUERPO INTELIGENTE

En esta sección voy a reordenar los sistemas del cuerpo humano, y, de forma muy sintética, señalaré algunas de las funciones principales que cada uno cumple para dar una perspectiva dinámica, ecológica y holística que muestre al *sanador entrañable* en acción. Es, a vuelo de pájaro, una panorámica de cómo se implican todos los sistemas en el proceso autorregulador, autorregenerativo y autocurativo.

Miremos el siguiente ejemplo de colaboración entre sistemas: los pulmones inhalan el aire, el cual llega a unas bolsas pequeñísimas (alvéolos) donde la sangre entra en contacto con el aire y toma el oxígeno para transportarlo a los tejidos. Para este fin, los glóbulos rojos usan una molécula llamada hemoglobina, parte de cuya composición es el hierro. Este hierro tiene que ser aportado por nuestra dieta. El sistema digestivo tiene la tarea de seleccionar este elemento contenido en los alimentos que ingerimos, y el sistema circulatorio lo distribuye bien sea a los lugares de reserva como el hígado o directamente a la médula ósea donde las fábricas de hemoglobina están localizadas. La producción de hueso es regulada por hormonas producidas en la tiroides (calcitonina) y por la paratiroides (PTH) y es estimulada por la contracción muscular cuando hacemos ejercicio. El azúcar produce la energía necesaria para que el músculo se contraiga. Para que el azúcar, que proviene de los alimentos o de nuestras reservas, entre a las células es necesaria la insulina, que se produce en el páncreas, donde otras hormonas regulan la cantidad de insulina que éste debe producir. Aunque estos mecanismos se han simplificado para el ejemplo, queda claro cómo los distintos sistemas del cuerpo interactúan y se interrelacionan. Para poder cumplir con sus tareas, los órganos requieren de un sistema de comunicación que debe funcionar óptimamente.

Mi propósito es sustentar la visión que vengo proponiendo. Algunos de los estudios que menciono no son aceptados de forma universal —hoy en día casi nada lo es—, algunas de las ideas que expongo generarán más preguntas que respuestas, pero al menos romperán el molde al que nos hemos ceñido durante siglos. Evito de forma deliberada hablar de patología, aunque a veces me refiero a entidades clínicas cuando lo encuentro necesario para explicar un punto. Desde una perspectiva holística, se puede afirmar que la enfermedad como tal no existe. El cuerpo se adapta constantemente a cambios externos e internos, que percibe como estrés. La adaptación se garantiza gracias a respuestas corporales que a veces no logran cumplir con su propósito de mantener un equilibrio estable, bien sea porque el estresor es muy intenso o prolongado o porque la capacidad de respuesta se ha debilitado.

Para estudiar el cuerpo físico resulta conveniente dividirlo en partes, sistemas o aparatos, pero en realidad todos los sistemas están presentes de una u otra manera en cada entresijo del organismo, y todo en el cuerpo está interconectado. Al hablar de cuerpo en lo sucesivo estaré considerando que es multidimensional y, por lo tanto, se entiende que el proceso adaptativo tiene expresión en lo físico, lo emocional, lo mental y lo espiritual. Las respuestas del cuerpo a los estímulos involucran respuestas tanto en las dimensiones energéticas o sutiles como en la dimensión física.

SISTEMA TEGUMENTARIO: NUESTRA EMPAQUETADURA

La piel constituye una frontera, más que una barrera, entre nuestro cuerpo denso y el exterior. La impermeabilidad de la piel garantiza la estabilidad de nuestro medio interno enviando señales que le dicen al sistema nervioso qué acciones tomar con relación al control de temperatura, existencia de obstáculos y posibles agentes nocivos. Ella produce un manto protector que la mantiene lubricada, previene su sequedad, contrarresta el efecto de sustancias tóxicas presentes en el aire y el agua y mantiene controlado el número de bacterias que viven en nuestra superficie. Además, es elástica para facilitar el movimiento.

Al exponerse al sol, la piel produce melanina, que le da el tono moreno, previniendo los efectos nocivos de los rayos ultravioleta. Pero éstos son necesarios, pues estimulan la producción de vitamina D, de la cual depende la formación de los huesos.

Cuando me presionan en el centro de la espalda, sé el punto exacto en que me están tocando sin necesidad de mirar. La piel tiene receptores que envían de forma constante información al sistema nervioso central. Mi cerebro mantiene al día un mapa del cuerpo y lo usa para orientarse. El mapa le posibilita evaluar qué tipo de contacto ha establecido con un objeto externo. ¿Es suave o duro, cálido o frío, seguro o peligroso? Basado en las respuestas, el cerebro sigue preguntando. ¿Me gusta o no me gusta, lo permito o me alejo? El tacto nos define a nosotros y a nuestra relación con lo que nos rodea. Cuando nacemos, al pasar por el estrecho canal del parto, recibimos un estímulo táctil masivo que nunca habíamos experimentado en nuestro libre flotar dentro del vientre. Esta experiencia ayuda a generar el primer mapa corporal que luego tiene que ser redefinido a medida que crecemos, desarrollamos habilidades motrices y enfrentamos cambios en las condiciones ambientales. La experiencia sensorial ulterior es fundamental para el desarrollo y la actualización de ese mapa.

La piel cumple una función reguladora de la temperatura que es esencial porque ciertas reacciones químicas requieren que el cuerpo mantenga su temperatura dentro de cierto rango. Si el cuerpo eleva la temperatura durante el ejercicio, entonces los vasos sanguíneos que circulan por la piel se dilatan, la piel irradia calor y suda para mantener la temperatura estable. Este proceso depende de la correcta comunicación entre el sistema nervioso, que interpreta los datos sobre el incremento de temperatura, y la piel, que recibe los mensajeros químicos enviados a las glándulas sudoríparas y vasos sanguíneos para estimular bien sea la dilatación de éstos o la producción de sudor. Si, por el contrario, la temperatura del cuerpo desciende al ser expuesto a un frío intenso, entonces los vasos sanguíneos superficiales se contraen, y la sangre tibia se concentra en mantener la temperatura estable en los órganos vitales. El sudor a través de la piel ayuda no sólo a regular la temperatura corporal sino también a deshacerse de ciertas sustancias tóxicas.

SISTEMA CONECTIVO: LA FASCIA, ENVOLTURA DE CADA ÓRGANO

Hay varios tipos de tejido conectivo, cuyo nombre se deriva de su función, pues conecta unos órganos con otros: músculos con músculos,

músculos con tendones y tendones con hueso. El tejido conectivo tiene funciones de soporte, transporte y protección e incluye la sangre, el hueso, los cartílagos y la grasa.

Aquí me referiré, en particular, a la fascia. Es un tejido continuo que a veces se adelgaza, a veces se engruesa, es superficial o se hace profundo. Se encuentra tendida debajo de la piel, donde se conoce como hipodermis o envolviendo músculos y huesos, el corazón, los intestinos, los pulmones, todos los órganos. James Oschman ha postulado que existe una continuidad tal de la fascia, que ésta llega hasta la célula y se prolonga dentro de ella, en lo que se conoce como citoesqueleto o esqueleto celular. Es pues, una red que se extiende a través de la superficie de las células y dentro de ellas. También sugiere que el sistema de ramificaciones horizontales de la acupuntura (los meridianos llamados "luo") tiene correspondencia con la red de tejido conectivo que junta y sostiene todas las partes del cuerpo.

Albert Szent-Gyorgyi, científico húngaro pionero en la "biología electrónica", sintió que la velocidad y la sutileza de las respuestas biológicas no podían explicar por completo las reacciones del sistema nervioso y las reacciones bioquímicas ordinarias. Formuló la hipótesis de que existían electrones muy móviles que conducían energía e información de un sitio al otro en el organismo. Pero para que los electrones circularan se necesitaban conductores. En 1941, sugirió que las proteínas que formaban los tejidos del cuerpo eran conductores. Ahora sabemos que casi todas las proteínas del cuerpo son semiconductores, portadores tanto de corrientes eléctricas como de información. Esto significa que la fascia, que es una matriz rica en colágeno, constituiría una red de semiconductores. Es decir, estamos envueltos por un tejido que comprende una red de comunicación electrónica con la habilidad de detectar y conducir energía e información y almacenar y procesar esta última. Dicha red garantiza la unidad de nuestra estructura y la función de nuestros órganos.

Según Oschman, este sistema responderá de manera específica y sensible a sonidos, frecuencias luminosas, campos magnéticos y contacto físico. Richard Gerber, en su libro "Curación Energética", reporta estudios realizados hace más de treinta años por Kim Bong a la cabeza de un grupo de investigadores coreanos. Ellos exploraron la naturaleza del sistema de los meridianos en animales y descubrieron que éstos se correspondían con un fino sistema de túbulos localizados bajo la piel e independientes del sistema circulatorio. Estos estudios fueron ratificados más tarde por un investigador francés, Pierre de Vernejoul; éste y sus colegas, en 1988, inyectaron isótopos radioactivos en humanos y lograron comprobar que se difundían siguiendo el trayecto correspondiente a los meridianos.

Janet Travell, cuyo trabajo investigador fue reconocido con su nombramiento como médica de la Casa Blanca durante el gobierno de John F. Kennedy, diseñó en los años cuarenta una terapia neuromuscular que hoy utilizan distintos profesionales de la salud. Se basa en el reconocimiento de los "trigger points" (TPs) o "puntos de gatillo", pequeñas áreas de extrema tensión muscular que refieren dolor a otros lugares del cuerpo. Con frecuencia, la molestia es más intensa en las zonas de dolor referido que en el punto de origen; sin embargo, el examen de los puntos dolorosos no descubre ninguna anomalía. La referencia del dolor no puede explicarse por el recorrido de un nervio periférico; en cambio, al trazar un dibujo del trayecto del dolor, se encuentra una correspondencia muy cercana con alguno de los meridianos descritos en la acupuntura china. Según Travell, la mayoría de nuestros dolores musculares estarían causados por la irritación de TPs. En el caso concreto de fibromialgia y fatiga crónica, se han identificado TPs en puntos específicos del cuerpo, los cuales explican la localización del dolor, aunque no la razón de su aparición. Estos puntos se palpan como nudos debajo de la piel y emiten señales eléctricas distintivas que pueden ser medidas con aparatos adecuados. La tensión constante en estos puntos se refleja en las fibras musculares vecinas y en la fascia que envuelve los músculos.

Por el flujo de corrientes que se produce a través de la fascia superficial o a lo largo del sistema de meridianos, se ha considerado que fascia o meridianos constituyen la interfaz entre materia y energía, entre cuerpo denso y cuerpos sutiles. La diferencia en la posición, el tono y la condición de nuestra fascia hace a nuestro cuerpo único. La fascia es responsable de nuestra forma corporal.

Un buen número de nosotros hemos tenido la experiencia de, por ejemplo, una torcedura de tobillo, seguida a los pocos días de una cierta molestia en la rodilla, que se alivia cuando empezamos a notar un dolor de espalda. Con frecuencia, no hacemos ninguna relación directa entre el trauma y las molestias que siguen. Siguiendo un principio homeostático, fue el tobillo dolorido el que nos obligó a movernos de otra forma para proteger la estructura lastimada (en términos médicos esto se conoce como "compensación") empleando músculos de reserva que no ejercitamos en condiciones normales. Esto nos forzó a modificar nuestra postura y generó las molestias subsiguientes. Esas molestias, a su vez, cederán cuando se recupere el balance, lo cual puede lograrse rompiendo los patrones restrictivos que el dolor creó. ¿Qué prolonga el dolor más allá de su inicial función protectora? ¿Por qué una fractura del tobillo puede, cinco años más tarde, explicar un dolor de cintura? ¿Es posible que la explicación estribe en tensiones de la fascia que el cuerpo no ha podido resolver?

El material fibroso del que está compuesta la fascia tiene la particularidad de la gelatina: se licua al calentarse o ser frotado, por lo que algunos tipos de masaje ayudan a disolver sus tensiones y, según aseguran algunos terapeutas como los que practican rolfing[30], la fricción contribuye a la reorganización de las fibras cuya tensión causaba dolor. La fascia sufre cambios en su consistencia y resiliencia de acuerdo con la forma en que vivimos, nuestras respuestas al estrés, actividad física, patrones posturales y de movimiento y alimentación. ¿Afectan estos cambios la comunicación interna de nuestro cuerpo al bloquear el flujo de energía?

SISTEMA MÚSCULO-ESQUELÉTICO: ESTRUCTURA, MOVIMIENTO Y CONEXIÓN

Sin la capacidad para movernos, ¿cómo podríamos interactuar con la naturaleza? Uno de los peores castigos para quien infringe la ley es la incomunicación, que resulta de restringírsele el libre movimiento. Pensemos también en los impedimentos que el ser humano encuentra en sus relaciones con los demás y el medio ambiente cuando padece una invalidez física. Músculos y huesos no sólo contribuyen a dar forma a nuestro cuerpo físico, también favorecen su conexión con las demás manifestaciones de la vida, pues están a cargo de la función locomotriz. Desde luego, todo el cuerpo participa para que el movimiento sea posible. Los pulmones toman el oxígeno que la sangre transporta a las células para que el azúcar (combustible) proveniente de alimentos que el sistema digestivo ha hecho asimilables, o de nuestras reservas, se convierta en la energía que necesitan los músculos para

---

[30]Rolfing es un tipo de terapia basada en la manipulación de la fascia y los músculos que busca realinear y equilibrar la estructura corporal para mejorar la función y la salud física y emocional.

contraerse. El sistema nervioso evalúa la postura, las distancias, los obstáculos y organiza mensajes para que ciertos grupos de músculos ejecuten un determinado movimiento.

Como dice Christine Caldwell, creadora del Departamento de Psicología Somática en la Universidad de Naropa en Colorado, el movimiento es el modus operandi del universo. Todo lo viviente se mueve, y la vida necesita de una estructura para moverse. En el sistema locomotor se hace muy obvia la relación entre estructura y función. Volar necesita alas; nadar, aletas, y caminar, piernas o patas. Las alas no se hubieran desarrollado sin la necesidad de volar ni las aletas sin la necesidad de nadar. Cuando el ser humano se convirtió en homo erectus, las piernas se fortalecieron para llevar todo el peso de la función locomotriz y pudo liberar las manos para usarlas en otros menesteres.

El movimiento también es regulado por circuitos de retroalimentación. Hay una comunicación permanente entre sistema nervioso y sistema locomotor. Los músculos, los tendones y las articulaciones poseen sensibles receptores que envían señales al cerebro para indicarle posición en el espacio, grado de tensión de un músculo y presión ejercida sobre una articulación. Nunca estamos por completo relajados, ni cuando dormimos. Para poder mantener una cierta postura, grupos de músculos "se turnan" y ejercen cierta tensión sobre articulaciones y huesos. Durante el movimiento, si un músculo está contraído, su oponente —antagonista— tiene que relajarse para permitir el desplazamiento.

Músculos, articulaciones y esqueleto también participan en el establecimiento de un lenguaje corporal. Postura, gestos y signos comunican nuestro estado de ánimo, necesidades y afectos. Los científicos han encontrado que las expresiones faciales no son sólo transculturales sino que el mismo grupo de músculos faciales se contrae tanto en humanos como en animales mientras experimentan similares emociones.

Los órganos del sistema locomotor, además, juegan un papel crucial en el mantenimiento de condiciones estables en el organismo. Los músculos contribuyen a mantener la temperatura, función que se hace evidente cuando nos acaloramos con el ejercicio físico o cuando observamos cómo asciende la temperatura después del intenso temblor de un escalofrío.

Los huesos están compuestos por dos tipos de células, osteoblastos y osteoclastos. Unas construyen, y otras destruyen tejido óseo y mantienen cantidades estables de calcio en la sangre. También cambian la forma y densidad del esqueleto de acuerdo con las necesidades que el cuerpo, en su lucha contra la fuerza de la gravedad, les plantea.

Caminar es saludable no sólo porque beneficia la circulación sino también porque favorece la producción de masa ósea, mantiene el tono y la flexibilidad de los músculos, apoya la respiración y estimula el sistema inmune y la producción de endorfinas (hormonas del placer), estabilizando el estado de ánimo. Mover las piernas le dice a nuestro cuerpo que estamos vivos, que tenemos necesidades. La función informa a la estructura, y la estructura se define de acuerdo con la función.

Los patrones de movimiento se desarrollan y evolucionan desde nuestro nacimiento hasta nuestra muerte. La vida va dejando su marca en nuestra armazón. Si no fuera por el sistema músculo-esquelético, ¿cómo realizaríamos nuestros deseos, cómo efectuaríamos nuestros propósitos?

SISTEMA CIRCULATORIO: TRANSPORTE Y PERFUSIÓN

Todos los demás sistemas dependen en mayor o menor grado de la circulación sanguínea y linfática. Pero también éstas dependen de los demás sistemas para cumplir sus funciones.

El circulatorio es el sistema de transporte por excelencia. Las hormonas, los anticuerpos, los productos finales de la transformación de los alimentos y el oxígeno dependen de él para llegar a su destino y cumplir su parte en la faena de mantener las condiciones estables dentro del organismo. La circulación sanguínea depende del constante bombeo por parte del corazón, de los gruesos vasos que se dilatan o contraen y que se ramifican una y otra vez hasta hacerse capilares minúsculos para poder entregar su carga de nutrientes y oxígeno en la vecindad de las células.

El plasma, que se hace linfa, se filtra desde la sangre hacia los tejidos intersticiales a través de las paredes de los capilares. Una buena parte de este líquido es absorbido por las células o regresa al torrente sanguíneo y una pequeña cantidad permanece como líquido extracelular. El exceso es luego drenado por capilares linfáticos que lo regresan a la sangre venosa, poco antes de su retorno al corazón. Estos vasos linfáticos también transportan grasas, proteínas y otras sustancias que provienen de las células o que se han extravasado desde los vasos sanguíneos. La circulación de la linfa se mantiene, incluso en contra de la gravedad, gracias a la respiración y contracción muscular. Cuando inspiramos, se crea una presión negativa dentro de la caja torácica que funciona como una "chupa" facilitando dicha circulación. Cuando hacemos actividad física, los músculos "exprimen" los linfáticos, y la linfa circula.

No podrían excretarse los residuos de la actividad celular sin un sistema circulatorio. Muchas de las funciones del sistema inmune y endocrino se desempeñan a través o gracias a este sistema que facilita la comunicación entre órganos en su recorrido por todo el cuerpo, a todos los niveles, desde el corazón hasta los microscópicos capilares.

El sistema circulatorio es, en parte, autorregulado y, en parte, regulado por el Sistema Nervioso Central (SNC), que garantiza el proceso de distribuir y redistribuir la sangre de acuerdo con las necesidades planteadas por la actividad celular y las demandas adaptativas que plantea el entorno. El sistema se encarga de mantener constante la presión del flujo y la cantidad de fluidos dentro del organismo, redistribuyendo éstos sin descanso, de acuerdo con las necesidades.

Existirá afluencia de sangre a las áreas cuyo trabajo haya incrementado las necesidades de aporte de oxígeno. Todos recordamos la precaución que nos aconseja no nadar justo después de las comidas. Durante el proceso de digestión, una mayor proporción de sangre está concentrada en nuestro sistema digestivo. También la necesidad de una siesta después de un opíparo almuerzo demuestra que, por los requerimientos de la digestión, el cerebro está recibiendo un aporte menor de sangre.

La inteligencia del cuerpo se manifiesta, en este caso, tanto en la sabia variación del volumen e incremento del flujo sanguíneo hacia las áreas que mayor aporte de oxígeno demandan como en el mantenimiento del ritmo cardíaco y la presión sanguínea suficientes para que persista el flujo. El control del trabajo del corazón depende de un fino equilibrio entre influencias opuestas provenientes de los sistemas simpático y parasimpático, que estimulan o inhiben la frecuencia de sus contracciones. Existen circuitos de retroalimentación y reflejos que están a cargo de esta regulación.

SISTEMA RESPIRATORIO: OXÍGENO PARA LA COMBUSTIÓN INTERNA

Se requiere energía para mantener todos los sistemas funcionando, y la producción de ésta requiere de un comburente que, en el caso del cuerpo humano, es el oxígeno aportado por el aire que respiramos. El bióxido de carbono (CO_2), subproducto del trabajo celular, debe ser expulsado del cuerpo. Se habla de "respiración pulmonar" cuando se alude al intercambio de estos gases, que ocurre en las vías respiratorias. En la inspiración, inhalamos el oxígeno necesario, y con la espiración expulsamos el CO^2. La "respiración celular" es el proceso por el cual el oxígeno es transformado en energía dentro de las mitocondrias de las células. El sistema respiratorio no puede operar sin la conjunción del sistema circulatorio, que se encarga de captar y distribuir el oxígeno y de traer a los pulmones el CO^2 que debe ser expulsado.

La cantidad de glóbulos rojos que ha de producir el cuerpo para que el transporte de oxígeno sea eficiente depende de varios factores. Por ejemplo, si la concentración de oxígeno es baja en el aire, como sucede en lugares de gran altitud como Bogotá, el cuerpo sabe que debe producir un mayor número de estas células. Lo contrario ocurre al nivel del mar.

Cada parte del sistema respiratorio cumple algún tipo de función reguladora. Las narices mantienen húmedo y caliente el aire que respiramos para que no lastime los conductos que lo llevan a la profundidad de los pulmones. Las células que cubren los bronquios están tapizadas de "pelitos" que barren hacia el exterior las partículas diminutas que alcanzan a ser inspiradas. Los senos paranasales contribuyen a la producción de moco, que con el nasal y el bronquial, atrapan las partículas que podrían llegar a ser irritantes para el sistema. Cuando nos exponemos a un ambiente demasiado frío y seco, nuestras narices escurren un líquido seroso y pensamos que nos hemos resfriado. Es el cuerpo respondiendo al cambio ambiental con un aumento de la producción de mucosidad que garantizará la humidificación y el calentamiento del aire.

Algunas importantes escuelas de pensamiento han dado gran relevancia a la respiración. Deepak Chopra, en su libro "Cuerpos sin edad, mentes sin tiempo" afirma que la respiración nos conecta de modo íntimo con el universo y articula nuestros aspectos físico y espiritual. *Cada célula es un diminuto terminal conectado con el ordenador cósmico*, dice. Para la medicina tradicional china, el yoga y el QiGong, la respiración es un instrumento que regula el flujo energético del cuerpo. Según los chinos, la energía se acumula en los pulmones y es luego bombeada hacia el cuerpo a través del meridiano Pulmón. Los yogis saben que controlando la respiración pueden afectar los latidos del corazón. En terapias como la cráneosacral y el "bodytalk", se sostiene que todo el cuerpo pulsa de modo sincrónico con la respiración. Esta última modalidad de terapia dice que cada vez que respiramos, el cerebro hace de escáner para las frecuencias vibratorias del cuerpo, lo que le permite restaurar el equilibrio donde encuentra frecuencias alteradas.

Es sencillo observar cómo nuestras emociones se manifiestan en la manera en que respiramos. Hay una gran diferencia en cómo respira una persona que está aterrada y una que está serena. También es evidente que cambiar la forma en que respiramos influye sobre nuestras emociones. De ahí el "respira profundo" que se le aconseja a toda persona que está en shock o a quien queremos inducir a la relajación.

El sistema respiratorio cumple también una importante función en el mantenimiento de un grado de acidez constante dentro del cuerpo (equilibrio acido-básico). La mayoría de residuos que se producen en los sesenta trillones de células (60'000000.000000.000000) de nuestro organismo son de naturaleza ácida; lo ácido es neutralizado con lo alcalino, por esto la sangre mantiene cierto exceso de alcalinidad que equilibra el grado de acidez (pH) en el cuerpo. En ciertas ocasiones, como cuando uno se excede en la actividad física, después de un ayuno prolongado o en los llamados "errores del metabolismo", este equilibrio puede perturbarse. Pulmones y riñones intervienen entonces; nuestra respiración cambia de ritmo, y los riñones excretan el exceso de iones ácidos o alcalinos según el caso. Interesante anotar que en la medicina tradicional china, los meridianos Pulmón y Riñón están relacionados.

Un trastorno respiratorio también puede generar una perturbación del equilibrio ácido-básico. ¿Han observado alguna vez a una persona hiperventilando? En ataques de pánico, la respiración se hace profunda y rápida y, si esto se prolonga, se expulsa tanto bióxido de carbono del organismo que se pierde la capacidad para regular la acidez. El exceso de alcalinidad se manifiesta con vértigo o mareos, dificultad respiratoria, eructos, distensión abdominal, sequedad de boca, debilidad, confusión, entumecimiento y hormigueo en brazos o alrededor de la boca, fuertes espasmos musculares en manos o pies, dolor torácico y palpitaciones.

Una de las tareas homeostáticas más importantes del cuerpo es el mantenimiento del equilibrio acido-básico, del que depende la supervivencia. Incluso una leve acidificación de la sangre genera cambios importantes en el metabolismo celular, entre los cuales se reporta la disminución de la función del sistema inmune. Las dietas alimenticias que promueven la alcalinización del cuerpo buscan reforzar la inmunidad a base disminuir la ingesta de alimentos ácidos (carnes y lácteos) y aumentar el consumo de alimentos alcalinizantes (frutas, verduras y cereales).

Los órganos encargados de producir sonidos también hacen parte del sistema respiratorio. Investigaciones recientes muestran que la vibración que se produce en el paladar, las mejillas y la nariz al producir sonidos parecidos a un zumbido (mantras como OM), influye en el intercambio de gases y la circulación. Los investigadores se preguntan si el fenómeno está ligado con la mayor claridad mental experimentada por los meditadores que recitan mantras o tararean mientras meditan.

SISTEMA DIGESTIVO: RECICLAJE, ALMACENAMIENTO, TRANSFORMACIÓN Y EXCRECIÓN

¿Por qué sentimos necesidad de comer? Una sensación casi dolorosa en el estómago nos informa que ha llegado la hora de nutrirnos. La naturaleza se las ingenia para garantizar que aportemos nutrientes utilizando la sensación de hambre, el apetito selectivo —que nuestros hábitos o comer compulsivo ha ido anulando— y haciendo que la ingesta de alimentos sea placentera. Los mecanismos que explican el hambre y la saciedad incluyen sistema nervioso y sustancias mensajeras. Durante años se aceptó que el hambre era una respuesta a la baja de azúcar en sangre tras determinadas horas de ayuno. Investigaciones más recientes concluyen que es la necesidad del cuerpo de mantener estables las reservas de grasa la que estimula los mecanismos que percibimos como hambre. Otros investigadores han encontrado que la sensación de hambre es consecuencia de nuestra intención de comer, la que hace que el páncreas secrete un chorro de insulina que disminuye los niveles de azúcar en sangre produciendo dicha sensación. Es probable que la explicación se encuentre entre todas estas teorías.

En el sistema digestivo son evidentes, una vez más, los complejos mecanismos de comunicación que operan en el cuerpo para estimular sus funciones. La vista y el olfato pueden inducir la salivación, que nos prepara para empezar a digerir el alimento. Fenómenos de tipo mecánico, como la distensión del estómago y el intestino; de tipo químico, como la presencia de grasas o ácidos, e incluso de tipo emocional, regulan o perturban nuestro apetito y la capacidad para ingerir alimentos, absorberlos y eliminarlos. Es en el sistema digestivo donde es más evidente cómo nos afectan nuestras emociones. Un par de ejemplos: las úlceras gástricas son frecuentes en quienes poseen las llamadas personalidades de tipo A[31], y el estreñimiento es frecuente en las personas que tienden a posponer la expresión de la ira. Es interesante notar la correlación con la estructura energética, pues el chakra del plexo solar, situado entre el ombligo y el apéndice xifoides, regula el sistema digestivo, las suprarrenales y las emociones (ciertas escuelas de pensamiento consideran que parte del sistema digestivo y emociones son regulados por el chakra sacro).

La digestión requiere de una buena masticación, a través de la que los alimentos sufren una fina maceración que facilita su transformación, a la vez que se mezclan con las enzimas presentes en la saliva para garantizar el aprovechamiento de los nutrientes y la adecuada absorción de las sustancias que se van a convertir en nuestros tejidos (somos lo que comemos). Tanto la masticación como las enzimas previenen la excesiva fermentación que causa gases, cólicos y otros malestares.

Varios órganos del sistema digestivo participan en funciones distintas de la transformación y asimilación de los alimentos. El hígado almacena y transforma; produce la bilis, que se acumula en la vesícula biliar y se descarga ante la presencia de grasas en la primera porción del intestino. Responde a las necesidades energéticas del organismo incrementando las reservas o secretando en la sangre sustancias como la glucosa (azúcar). ¿Cómo se entera el hígado de estas necesidades? El páncreas produce importantes enzimas que contribuyen a la transformación de grasas y proteínas en el intestino y es, asimismo, un órgano del sistema endocrino que secreta insulina y glucagón, hormonas reguladoras de los niveles de azúcar disponible para las células. El estómago secreta algunas hormonas como la gastrina, con funciones reguladoras de la motilidad y secreción de sustancias implicadas en el proceso digestivo.

Los alimentos que ingerimos son impulsados a través de todo el tracto digestivo gracias a un movimiento ondulatorio llamado peristaltismo, regulado en parte por el sistema nervioso. Receptores que existen en diversos lugares de la mucosa del aparato digestivo son sensibles a diferentes estímulos. En la parte más alta del intestino delgado, la presencia de grasas estimula la producción de sustancias que disminuyen la velocidad del tránsito intestinal para garantizar tiempo suficiente para que aquéllas sean saponifi-

---

[31]Característica de las personas que tienden a ser estrictas, rígidas y perfeccionistas.

cadas y absorbidas. Si la mucosa de esta parte del intestino entra en contacto con sustancias ácidas o se distiende por el paso de alimentos, los receptores del Sistema Nervioso Autónomo (SNA) también desaceleran el peristaltismo. Gran parte de la absorción de alimentos ocurre en el intestino delgado, donde entran en juego mecanismos celulares muy interesantes: ósmosis, difusión o transporte activo, según se trate de la absorción de sodio, azúcar o grasas, respectivamente.

Los receptores nerviosos del intestino grueso son estimulados por la presencia del bolo alimenticio, que acelera el movimiento peristáltico a fin de eliminar los residuos del proceso alimenticio.

Diversas escuelas de pensamiento médico hacen hincapié en la necesidad de limpiar el cuerpo, en especial el colon, aduciendo que nuestra forma de vida, sobre todo la ingestión de alimentos muy procesados que contienen aditivos químicos o soda, irritan el tracto digestivo, entorpecen la secreción de enzimas, forman "pegotes" que se adhieren a las paredes intestinales e impiden la normal excreción de residuos.

En el Ayurveda, medicina tradicional hindú, los tratamientos se inician con ayunos, lavatorios y laxantes para contribuir a dicha desintoxicación. Como médica, presencié algunos efectos indeseables de los enemas intestinales y los laxantes, por lo cual no los recomiendo. Gran parte de laxantes, por ejemplo, actúan irritando la mucosa intestinal, lo que puede traer serias complicaciones a quienes sufren condiciones que comprometen el aparato digestivo. Prefiero acudir a un ayuno sencillo que puede consistir en la ingestión de té de hierbas endulzado con miel de abejas, a lo que suelo agregar polen, y trato de no prolongarlo por más de veinticuatro horas. Si quiero un efecto laxativo, aumento el consumo de frutas, en especial secas, vegetales crudos y agua y disminuyo la ingesta de proteínas. Una piña entera en ayunas, sin mezclarla con otros alimentos, también tiene un efecto laxante suave. Se le atribuyen también propiedades antiparasitarias.

SISTEMA EXCRETOR: DISPOSICIÓN DE RESIDUOS Y DESINTOXICACIÓN

No todo lo que ingerimos o respiramos es necesario o bueno para el cuerpo, y éste se las ingenia para desechar lo sobrante. Cada célula necesita deshacerse de los derivados de su manufactura y posee su propio sistema excretor. Las sustancias de desecho cruzan la membrana celular hacia el líquido que la rodea y son drenadas por el sistema circulatorio. A través de la linfa y la sangre son transportadas hacia el sistema urinario, el respiratorio o la piel para ser eliminadas. El sistema urinario cumple su labor manteniendo una cantidad constante de fluidos y electrolitos dentro del organismo y excretando productos nitrogenados provenientes del metabolismo de las proteínas. Su excreción es altamente selectiva.

El riñón "sabe" qué cantidades de ciertas sustancias debe excretar, según su concentración en sangre, y qué cantidad de fluidos debe dejar pasar dependiendo de la presión con que la sangre es filtrada a través de los glomérulos renales. El riñón filtra, secreta o reabsorbe el sodio, el potasio, el cloro, la urea y el agua, manteniendo constantes sus niveles en la sangre para una óptima función del organismo. También en este sistema la función está regulada por mensajeros moleculares del sistema endocrino, como la aldosterona, que se produce en las glándulas suprarrenales, o la hormona antidiurética[32], que se secreta en la hipófisis.

El sistema urinario nos ofrece otro precioso ejemplo de cómo funciona el *sanador entrañable*. Si, debido a una deshidratación o a una hemorragia, disminuyen los líquidos circulantes, la presión sanguínea cae, lo cual es percibido por el hipotálamo como una alarma. Éste "ordena" a la hipófisis producir hormona antidiurética. El riñón recibe el mensaje y responde aumentando la reabsorción de agua en sus túbulos y disminuyendo la producción de orina, lo cual previene una ulterior caída de la presión arterial. Por otra parte, la caída de la presión también es detectada alrededor de los minúsculos aparatos yuxtaglomerulares[33], los cuales secretan una sustancia mensajera llamada renina, que estimula la producción de angiotensina pidiendo a las suprarrenales producir aldosterona; esta última indica al riñón que es necesario reabsorber sodio para contribuir a la retención de agua.

SISTEMA REPRODUCTOR: PERPETUACIÓN DE LA VIDA

La función del sistema reproductor es asegurar la supervivencia, no sólo del individuo sino de la especie. Los órganos del sistema reproductor

[32]Un antidiurético impide la diuresis; la diuresis se refiere a la excreción de orina.
[33]Vecinos del glomérulo, donde se produce la filtración de la sangre para producir la orina.

del hombre tienen que garantizar la presencia del esperma en el camino del óvulo femenino para que la fertilización pueda ocurrir. Los órganos del sistema reproductor de la mujer, a su vez, tienen que garantizar las condiciones para que este encuentro pueda producirse.

Ya hemos mencionado que la hipófisis envía sus mensajeros a los ovarios, éstos responden a la estimulación secretando hormonas (estrógenos o progesterona) que influyen sobre el útero, preparándolo para la gestación. La fabricación de esperma dentro de los testículos también responde a un circuito de retroalimentación similar. La aparición de los caracteres sexuales secundarios durante la adolescencia depende de la función de la hipófisis y de la secreción de estrógeno en los ovarios y de andrógenos en los testículos. Tanto hombres como mujeres producimos ambos tipos de hormonas, sólo que en proporciones diferentes según el sexo. Es interesante anotar que después de los cincuenta años de edad ocurre una cierta feminización del hombre y una cierta masculinización de la mujer, que se hacen evidentes, por ejemplo, en cambios de la libido y en la distribución de grasa y vello corporal.

Nuestra vida como individuos biológicos comienza en el momento de la concepción, cuando se unen los gametos femenino y masculino, y de ahí en adelante transcurre por una serie de fases cuyo conjunto llamamos ciclo vital. Cada fase está caracterizada por tareas evolutivas en lo biológico, psicológico y social similares a las descritas cuando hablamos de los cuerpos sutiles. Una etapa de desarrollo está cimentada en la precedente.

Cada célula sexual o gameto tiene una peculiaridad que la hace diferente a cualquier otra célula del cuerpo. Su núcleo, en lugar de tener 46 cromosomas, tiene 23. Los cromosomas contienen el material genético que determinará el color de nuestra piel y ojos, la tendencia a ser altos o bajitos, a engordar o permanecer delgados, o sea, los rasgos que heredamos de nuestros padres. Pero un gen no se expresa si no se dan ciertas circunstancias. Hay genes dominantes y recesivos, genes que inhiben y genes que facilitan la expresión de otros. Los genes ligados a determinadas enfermedades necesitan de ciertas condiciones ambientales para expresarse. Los genes determinan nuestras diferencias individuales y explican, en parte, por qué ante las mismas condiciones ambientales nuestras respuestas difieren. Todavía hay quienes sostienen una visión determinista de los genes: que la herencia no tiene más remedio que expresarse, aunque a veces esa manifestación pareciera darse al azar. Pero la ciencia ha demostrado que tenemos cierto control sobre los rasgos hereditarios, pues nuestro estilo de vida favorece o inhibe la expresión de algunos de ellos. Nuestra biología nos da más y mejores argumentos para responsabilizarnos de nuestro cuerpo.

A la colección completa de material genético en cada célula humana se le llama genoma. Una célula humana típica tiene 23 pares de cromosomas en el núcleo y un cromosoma en las mitocondrias, llamado ADN mitocondrial; éste es transmitido por el espermatozoide. El proyecto internacional del genoma humano, que terminó formalmente en 2006 tras 16 años de investigación, ha dejado a los científicos un mapa de referencia para los 25 mil y tantos genes del genoma humano. El proyecto incluye un mapa de los cromosomas identificando el lugar (locus) de más de dos mil genes relacionados con enfermedades.

Otras investigaciones han demostrado también que los fenómenos biológicos no son lineales. Los genes no imponen sino que expresan las características que contienen si se dan determinadas condiciones ambientales. Unos genes inhiben, otros estimulan la expresión de ciertas características. Conocí un hombre, cuyos padres y cinco hermanos eran diabéticos (diabetes juvenil o tipo I). Él era el único que había decidido eliminar desde niño azúcares y harinas refinadas y con cincuenta años se mantenía sano. La genética, que estudia cómo nuestros cromosomas almacenan información, nos demuestra que el ADN le indica a las células qué deben hacer, cuándo y cómo, para mantener al cuerpo funcionando. El ADN capta las condiciones internas del cuerpo para definir sus comandos.

SISTEMA NERVIOSO: EVALUACIÓN, RELACIÓN, RESPUESTA, REGULACIÓN Y CONEXIÓN

Tal vez fue el sistema nervioso el primero en verse como un sistema de comunicación. Varios de los mecanismos con los cuales las células nerviosas transmiten información y la naturaleza de las moléculas que se encargan de transmitirla se conocen bastante bien hace más de cien años. Este sistema está a cargo de evaluar las condiciones internas y externas en que el organismo existe y de ordenar respuestas que faciliten la relación con el medio ambiente o el mantenimiento de condiciones internas estables. Sus funciones se cumplen, también, gracias a la mediación de mensajeros, sustancias químicas que se conocen como neurotransmisores.

El mundo externo nos llega a través de los sentidos, y el cerebro hace una representación de ese mundo exterior mediante imágenes visuales, olfativas, gustativas, auditivas o táctiles, que nos proveen de la información necesaria para responder a los estímulos. El mundo interno, nuestra anatomía, posee también receptores (propioceptores) que generan información sobre nuestra posición en el espacio, la tensión en nuestros músculos, la presión de la sangre que circula por nuestras arterias, el grado de distensión del estómago, etc.

Cada célula nerviosa —neurona— posee una prolongación llamada axón, que transmite impulsos, y una serie de ramificaciones llamadas dendritas, que reciben impulsos. La visión lineal del cuerpo humano, que limita nuestra comprensión de su funcionamiento, sostiene que la información se transmite en una secuencia receptor-dendrita-neurona-axón mediante junturas llamadas sinapsis que existen entre unas y otras neuronas, en las cuales ciertas sustancias químicas son liberadas y sirven de puente al impulso eléctrico que viaja de célula a célula.

En la década de los 80, varios investigadores encontraron que en realidad sólo un 2% de la comunicación entre neuronas sucede al nivel de las sinapsis. Como lo relata Pert en su libro "Moléculas de la emoción", el neurocientífico del MIT[34] Francis Schmitt demostró la presencia de mensajeros, que él llamó "sustancias de la información" (transmisores, péptidos, hormonas, factores y proteínas) que viajan a través del líquido extracelular por todo el cuerpo en busca de receptores moleculares específicos para sus mensajes. Esto implica que la comunicación mediada por el sistema nervioso en el cuerpo es mucho más compleja de lo que se pensaba, muy parecida a la del sistema endocrino, y las sustancias transmisoras no se encuentran sólo en las terminaciones sinápticas sino también en los órganos sobre los cuales el sistema nervioso actúa. Además, la transmisión es multidireccional y no sólo de doble vía.

Existen billones de células trabajando dentro de nuestro cerebro, agrupadas para cumplir diferentes funciones. Cuando los neurotransmisores son liberados, cruzan el espacio existente entre neuronas o son transportados a los órganos del cuerpo portando información. En las sinapsis, después de la transmisión de un impulso, los remanentes de estos mensajeros son re-

[34]Instituto Tecnológico de Massachusetts.

movidos y llevados de vuelta a su lugar de origen (esto se llama recaptación) para hacer un alto en la transmisión y puedan ser reciclados por las células. Estas moléculas tienen efectos que influyen sobre otros sistemas. Uno de esos transmisores es la serotonina, que participa en la regulación del estado de ánimo. Hay cientos de receptores para ella en distintos órganos del cuerpo. Esta molécula tiene otras funciones: influye en la formación de coágulos sanguíneos y produce vasoconstricción, juega un importante papel en el sueño, apetito, memoria, comportamiento sexual, actividad respiratoria, agresión, función sensorial y endocrina. Pero la más importante de sus funciones es la regulación de la percepción, que nos da el sentido de realidad.

Las propiedades conocidas de la serotonina se han querido aplicar al tratamiento de la depresión. Sintéticamente se han producido antidepresivos que inhiben la recaptación de serotonina para elevar sus niveles, pero los efectos son, por lo general, indeseables pues interfieren con otras funciones del cuerpo. Estas drogas, por ejemplo, estimulan la producción de chorros de insulina que bajan el azúcar sanguíneo. También se ha reportado que el exceso de serotonina generado por algunos de esos medicamentos afecta al sistema digestivo, los vasos sanguíneos, en especial los pulmonares, y puede, incluso, afectar a las válvulas del corazón por su potente efecto vasoconstrictor[35].

Experimentos realizados con LSD han mostrado que la serotonina está implicada en los trastornos de percepción causados por la droga. La metanfetamina conocida como "éxtasis" actúa de manera similar. Cualquier alteración de la percepción influye en la forma en que pensamos y sentimos. Las distintas funciones de nuestra mente también están interrelacionadas, de manera que cuando se afecta una, se perturban todas. Una secreción aumentada de serotonina estimula la producción de cortisol y adrenalina en la suprarrenal. Estas hormonas dan a la personalidad un cierto relieve, produciendo estados de euforia. Pero la suprarrenal se agota pronto y se demora un largo tiempo en recuperarse, causando serios problemas de salud. Personas que han consumido éxtasis, por ejemplo, han reportado depresiones y trastornos de la percepción difíciles de tratar.

---

[35]Parte de esta información ha sido tomada del artículo "Serotonin and the Pineal Gland", de Charly Groenendijk. El artículo puede encontrarse en ww.antidepressantsfacts.com/pinealstory.htm

La glándula pineal, que es parte del sistema nervioso porque responde a estímulos visuales, y parte del sistema endocrino porque secreta hormonas, contiene las más altas concentraciones de serotonina en el cerebro. Esta glándula secreta también melatonina, un derivado de la anterior, necesaria para regular la función de todos los órganos del sistema endocrino. Mientras la pituitaria estimula la producción de las glándulas endocrinas, la pineal juega un rol inhibidor. Esto es importante en el manejo que el cuerpo hace del estrés.

La producción de serotonina en el cerebro es cíclica y cambia de acuerdo con el sueño o la vigilia. La energía magnética puede disminuir la producción de melatonina y serotonina en la pineal, por eso hay que desconectar los aparatos eléctricos de la casa mientras dormimos. Esta glándula es sensible a la luz, y es en la oscuridad donde transforma sus reservas de serotonina en melatonina. De ahí que los niveles de serotonina sean más bajos durante la noche. Otras sustancias (triptaminas), al parecer responsables de lo más vívido de nuestros sueños, visiones, alucinaciones y estados alterados de conciencia, son también producto de la pineal. La pinolina, parecida al ingrediente activo de la ayahuasca[36], es también secretada por esta glándula.

La dopamina y la noradrenalina son otros neurotransmisores asociados a nuestro estado de ánimo. La deficiencia de dopamina afecta a la motricidad. Esto explica los temblores típicos del Párkinson y los producidos por un buen número de las drogas inhibidoras de la dopamina que se usan en psiquiatría.

Cuando un estresor genera un desequilibrio químico, éste se refleja en una disminución de neurotransmisores. Dependiendo de su intensidad, los estresores pueden estimular tal producción de hormonas del estrés que los receptores para estas sustancias se hacen insensibles y ya no captan nuevos mensajes. Los trastornos del sueño suelen ser la primera consecuencia. El déficit de dopamina está también relacionado con una menor producción de endorfinas, que conlleva a una disminución del umbral para el dolor y

---

[36]N.E.: Liana de la selva de cuyas hojas se prepara un brebaje de efectos alucinógenos, empleado por chamanes con fines curativos.

dificultad para experimentar placer. Trastornos del sueño y apatía son síntomas clásicos de la depresión.

Cuando el hipotálamo es estimulado por ciertas experiencias emocionales, produce una sustancia, CRF[37], que estimula la producción de ACTH[38] por parte de la hipófisis. Este mensajero hace que las suprarrenales aumenten la producción de esteroides (cortisona) con efectos reguladores sobre los procesos de reparación de tejidos. Personas con prolongados estados depresivos o ansiosos tienen altos niveles de estos esteroides en la sangre, y su hipófisis se mantiene activada.

La Asociación de Psiquiatría de Norteamérica ha reconocido el valor antidepresivo de las caminatas por su efecto regulador de los sistemas nervioso y endocrino. La sedación producida por las endorfinas que se secretan durante el ejercicio restaura poco a poco el equilibrio perdido. Revistas médicas han publicado resultados de investigación que encuentran una relación significativa entre estado de ánimo y actividad física.

Dentro del sistema nervioso existe una fina división del trabajo. Tiene dos grandes secciones: Sistema Nervioso Central (SNC) y Sistema Nervioso Autónomo (SNA). El primero se encarga de funciones motrices y sensoriales, mientras que el segundo regula funciones vitales básicas (respiración, latido del corazón, peristaltismo) y hace parte del sistema límbico, a cargo de sentimientos y emociones. Sirve también como mediador entre el cerebro y el resto del cuerpo en situaciones de estrés, y tiene dos subdivisiones: los sistemas simpático y parasimpático, cuyas funciones reguladoras son, por lo general, opuestas. Respuestas corporales como los mecanismos de lucha o fuga que se manifiestan con producción de hormonas del estrés en las suprarrenales, aumento del ritmo cardíaco, tensión de los tejidos blandos, etc., dependen del funcionamiento de este sistema.

El neurólogo Paul McLean, director del Laboratorio de Evolución Cerebral y Comportamiento en Poolesville, Maryland, propuso hace más de cincuenta años la Teoría Tricerebral, según la cual existen tres subcerebros que reflejan las fases por las que ha pasado el cerebro humano en su evolución. Por razones de economía, los organismos tienden a conservar las es-

---

[37]CRF (del inglés Corticotropin Releasing Factor) Factor Liberador de la Corticotropina.
[38]Hormona adrenocorticotrópica, estimula la producción de cortisol en las suprarrenales.

tructuras evolutivas precedentes. Estos tres cerebros están interconectados, pero tienen su propio modo de funcionar y cada uno presenta sus propios rasgos, inteligencia, sentido del tiempo y espacio y memoria.

CUADRO 4. LOS CEREBROS DE McLEAN

CEREBRO REPTIL	Ubicado en lo más profundo de nuestro encéfalo. Es la parte evolutivamente más antigua.	Regula y mantiene el funcionamiento del cuerpo humano, incluyendo el crecimiento y la regeneración de los tejidos, la reproducción y los instintos de conservación. Regula funciones autonómicas como circulación y respiración. Es el centro del hábito (y de la rigidez, la obsesión y la resistencia al cambio). Fue programado obedeciendo a los instintos. Es sede de la agresión, territorialidad, actos rituales y establecimiento de jerarquías. Es intuitivo, irracional y volátil, ritualístico y supersticioso. Está siempre activo, incluso durante el sueño.
CEREBRO LÍMBICO	Incluye hipotálamo, hipocampo, amígdala e hipófisis. Programado con el lenguaje de las emociones. Evolucionó hace decenas de millones de años en antepasados que eran mamíferos pero no primates.	Motor principal de la experiencia humana. Sede de la retención y evocación del pasado. Cuatro respuestas emocionales básicas: alimentación, temor, lucha y sexo. Discriminador (define territorios). Lenguaje corporal y gestual. Procesa la mayoría de sensaciones olfativas. Comportamiento altruista.
NEOCOR-TEZA	¿100.000 años de evolución? La capa más exterior del cerebro, del que ocupa 2/3. Se considera el lugar donde la materia es transformada en conciencia, sede del pensamiento abstracto. Aquí se produce la interpretación de la mayoría de sensaciones captadas por nuestros sentidos.	Adaptabilidad y maduración, que nos permite responder de modo racional a pautas de conducta heredadas. Pensamiento abstracto, matemático y espacial. Previsión. Capacidad para pensar sobre sí mismo. Lenguajes verbal y simbólico (matemática, lectura y escritura). Expresión material de las emociones. Ciencia, música, arte. Religiones y ley (para reprimir al cerebro límbico).

Existe una semejanza entre esta teoría y la explicación freudiana de tres niveles de conciencia: consciente, subconsciente e inconsciente. Algunas tradiciones esotéricas han hablado también de tres planos de conciencia. En el siglo XIX, el maestro espiritual Gurdjieff, por ejemplo, decía que los seres humanos poseíamos un cerebro para el espíritu, uno para el alma y otro para el cuerpo. La cábala, el platonismo y otras teorías hablan de tres centros: espiritual, asociado a la cabeza; del alma, asociado al corazón, y corporal, asociada al ombligo o la pelvis.

Carlos Villoldo, autor de "Los cuatro vientos", propone que la neocorteza sería al nacimiento una tabula rasa sobre la que se programa información. *En las prácticas chamánicas,* dice Villoldo, *el ritual parece funcionar como una fórmula que transmite información codificada a la neocorteza. El código elude la lógica, y entonces la información es enviada al cerebro límbico, que programa los centros reguladores del cerebro reptil para la reparación y curación del cuerpo.* Es un argumento a favor de nuestra multidimensionalidad.

Aquello que tenemos programado en la corteza en forma de ideas puede manifestarse físicamente como síntomas. Parte del trabajo práctico de los estudiantes de Salud Familiar en la Universidad de Cartagena, de la cual fui docente en la década de los noventa, se llevaba a cabo en comunidades de escasos recursos económicos. Incluía trabajo de campo. A los estudiantes se les asignaba una familia que debían contactar y observar según el aprendizaje teórico que desarrollaban en clase. Recuerdo una estudiante que se negaba a salir a práctica si estaba lloviznando. Argumentaba que cada vez que la lluvia la mojaba sufría una amigdalitis. Como ya tenía suficientes conocimientos de medicina, la insté a darme una explicación fisiopatológica. La estudiante, que nunca había considerado este aspecto de la cuestión, descubrió que no podía encontrar la relación causa-efecto pero, en cambio, sí recordó cómo cuando era niña su mamá le repetía la advertencia de evitar la lluvia para no enfermarse de la garganta. Al final del curso, reportó que, al parecer, esa asociación lluvia-amigdalitis había desaparecido después de "desprogramar" la información de su mamá.

En los circuitos neuronales de la neocorteza, se imprimen, a lo largo de nuestras vidas, una serie de instrucciones curativas (o enfermadoras). La neocorteza se divide en dos hemisferios con funciones diferentes: el izquierdo, considerado masculino, es el cerebro de la lógica, lo verbal y el pensamiento analítico; es muy lineal, pone las cosas en orden secuencial, es rápido e impaciente. El derecho, considerado femenino, es el hemisferio de lo simbólico; funciona de una manera no verbal y en él reside el dominio de lo intuitivo, además de procesar la información de una manera diferente, no lineal. Evalúa el todo y determina sus relaciones espaciales y procesa lo complejo, lo ambiguo y lo paradójico. Es la residencia de lo creativo.

Mi hipótesis es que el cuerpo crea en el cerebro derecho los símbolos que se manifestarán en lo físico como síntomas. Autores como Thorwald Dethlefsen y Rüdiger Dahlke, Louise Hay y Debbie Shapiro, han explorado in extenso la simbología de los síntomas.

SISTEMA INMUNE: EVALUACIÓN, REEDUCACIÓN, DEFENSA, REGULACIÓN Y CONEXIÓN

Hace cincuenta años, sabíamos poco sobre inmunidad. En la segunda mitad del siglo XIX, la invención de las vacunas, en la que Edward Jenner representó un importante papel, el descubrimiento que hizo Louis Pasteur de los gérmenes como causa de enfermedad, y más tarde la identificación de microorganismos específicos, como los bacilos causantes del ántrax y la tuberculosis por Robert Koch, confirmaron la existencia en el cuerpo de un sistema que se intuía ya desde hacía años y se imaginaba como un aparato militar de resistencia, defensa y ataque al enemigo con una concepción armamentista que reflejaba la ideología reinante; esta visión se ha ampliado mucho desde entonces. La Teoría de los Gérmenes de la Enfermedad (teoría germinal), que floreció después de Koch y Pasteur, explicó la causa de muchas enfermedades. Hacia 1940, ya se sabía de los virus como causa de enfermedad, y en los sesenta y setenta se intentó establecer una relación causal entre virus y cáncer. Sin embargo, esta relación no pudo establecerse sino en pocos casos. En cambio, se descubrió que producíamos células cancerosas de continuo, y que el sistema inmune era capaz de reconocerlas y llamarlas a juicio, estableciéndose una clara relación entre la aparición de un cáncer y una función inmunitaria perturbada.

A raíz de la epidemia de SIDA, síndrome por el que el sistema inmune está exhausto, se avanzó mucho en la investigación de las múltiples funciones de este sistema. Más que un ejército de soldados que persiguen, enfrentan y destruyen a los invasores, el sistema inmune debe verse como una red autónoma que participa en el proceso de aprendizaje del cuerpo, es responsable de su identidad molecular y de la comunicación bioquímica entre los órganos. Por eso Fritjov Capra[39] lo llama "nuestro segundo cerebro".

Diferente a otros sistemas del cuerpo que están restringidos a una localización precisa en la anatomía, la red inmune penetra cada tejido. Está compuesta por una serie de tejidos y órganos (linfáticos) y también de células conocidas como linfocitos (glóbulos blancos) y macrófagos (grandes devoradores) que recirculan entre tejidos linfáticos y no linfáticos durante sus misiones de vigilancia, recogiendo información para poder desempeñar sus funciones reguladoras. Este prodigioso sistema aprende y evoluciona con la experiencia. Una parte reconoce, desde que nacemos, estructuras moleculares características de las bacterias que no están presentes en organismos superiores, por ejemplo, en los mamíferos. Pero en lo que respecta a las propias proteínas, el sistema inmune necesita aprender. Ese aprendizaje tiene que ver con la exposición y "acostumbramiento" a las proteínas corporales y también con un proceso parecido al de la selección natural que ocurre en el timo, donde sólo sobreviven las células-T, que aprenden a unirse de modo armónico con otras células del mismo organismo.

El timo es uno de los órganos más importantes del sistema inmune. Es una pequeña glándula localizada detrás del esternón, fundamental para la respuesta del cuerpo frente a una infección. La mitad de los glóbulos blancos, que se originan en la médula ósea, van directamente a la corriente sanguínea y a los líquidos intersticiales, pero los demás deben pasar a través del timo, donde se convierten en linfocitos T. Éstos tienen tres funciones: estimular la producción de anticuerpos y otros linfocitos, el crecimiento y función de los fagocitos que devoran virus y bacterias, y reconocer tejidos extraños o anormales.

El sistema inmune tiene capacidad para memorizar; aprende cómo reaccionar frente a otros agentes extraños con los que no está familiarizado. Las vacunas están desarrolladas sobre esta base[40].

Varias de las estructuras del sistema inmune operan como garitas. Tal es el caso de los nódulos linfáticos que existen en sitios como el cuello, las axilas y las ingles. También están las amígdalas, en la garganta, y las placas

---

[39]Fritjov Capra, pensador sistémico que compara al sistema inmune con una compleja red interna cuya importancia para la autorregulación del cuerpo es equiparable a la del sistema nervioso.

[40]Una vacuna se administra para exponer al sistema inmune a pequeñas dosis de agentes causantes de enfermedad estimulando la producción de un número de anticuerpos los cuales, en el futuro, reconocerán y pondrán a raya a esos mismos agentes si el organismo vuelve a estar expuesto a ellos.

de Peyer, en el intestino. En estos lugares, el líquido linfático o linfa hace aduana. Los linfocitos que allí existen detienen a las partículas de materia y a los microorganismos y deciden si los admiten o no. El bazo es otra de las estructuras de este sistema, y una de sus funciones es el reciclaje de células viejas o disfuncionales. El sistema inmune sólo utiliza sus funciones defensivas cuando existe una invasión masiva de agentes extraños.

El sistema inmune, el cerebro y las glándulas endocrinas tienen una íntima relación. Candace Pert insistió en el uso del término informático "red" para referirse a estos sistemas, pues implica un constante intercambio, procesamiento y almacenamiento de información. La mayoría de sustancias encargadas de transmitir esta información son péptidos, y la investigación reciente ha demostrado que son multifuncionales: cumplen diferentes funciones para distintos sistemas. Por ejemplo, los neurotransmisores, que se creían exclusivos del sistema nervioso, también se han encontrado en la médula ósea, lugar donde se producen las células características del sistema inmune.

La sabiduría popular, fruto de la observación transmitida por generaciones, siempre ha correlacionado el estrés psicológico con la susceptibilidad a la enfermedad. Hoy, la ciencia ha comprobado que nuestros pensamientos, estados de ánimo y emociones influyen en el funcionamiento del cerebro y de nuestros sistemas inmunitario y endocrino, y viceversa.

SISTEMA ENDOCRINO: REGULACIÓN, EQUILIBRIO Y CONEXIÓN

Diversas funciones del organismo están determinadas por el sistema endocrino, que se suele confundir con el reproductivo porque incluye los ovarios y los testículos. También en el sistema endocrino se comprueba la existencia de mensajeros: las hormonas. Algunas hormonas son también neurotransmisores, como la adrenalina. Ésta se produce tanto en algunas sinapsis nerviosas como en las glándulas suprarrenales.

La capacidad del sistema endocrino para controlar a distancia el funcionamiento de otras glándulas a través de hormonas secretadas directamente en la sangre se conoce hace tiempo, lo mismo que su papel como sistema de comunicación y control. Hacen parte de este sistema la glándula pineal y la hipófisis, ambas localizadas en el cerebro, y también la tiroides, paratiroides, el páncreas, los ovarios, las suprarrenales y los testículos. El estómago y el corazón también desempeñan funciones endocrinas.

De tantas novedades que en la última década han inquietado al mundo científico sobre el sistema endocrino, mencionaré dos: una, ahora se sabe que la secreción de hormonas no está limitada a las glándulas llamadas endocrinas. Otros sistemas secretan sustancias hormonales y también existen células no glandulares que las producen. Dos, el tejido adiposo (grasa corporal) funciona como un órgano endocrino que secreta adipoquinas, como el adiponectin, al que se le atribuye una relación con la capacidad para almacenar grasa, la arteriosclerosis y la resistencia a la insulina.

ENTONCES, LOS ÓRGANOS SE COMUNICAN

Aún no se ha extendido lo suficiente la idea de que el desarrollo, la regulación y la función de los componentes endocrinos e inmunes forman parte de un todo integrado. A pesar de la evidencia que existe sobre lo multilateral de la comunicación que se da entre los distintos sistemas del cuerpo, muchos de los investigadores y trabajadores de la salud continúan apoyando el concepto de un flujo unidireccional, a lo máximo bidireccional, de información, como cuando se habla de un eje o sistema hipotalámico-hipofisario-adrenal.

Un ejemplo de la complejidad de estas conexiones: los seres humanos percibimos las amenazas del ambiente a través de nuestros sentidos. La información captada por éstos se dirige al tálamo, que la distribuye a las áreas apropiadas del cerebro. Si el estímulo nocivo tiene contenido emocional, la información termina en un lugar del sistema límbico en el cerebro que se llama amígdala (contiene los recuerdos inconscientes) que está conectada con el hipotálamo, donde se procesan las emociones. Éste ha sido reconocido como un centro endocrino de control sobre todo el cuerpo, que envía mensajes a la pituitaria que, a su vez, estimula la producción, entre otras sustancias, de adrenalina y cortisol en las glándulas suprarrenales. Nuestra presión arterial se eleva y nuestro pulso se acelera a medida que el cuerpo se prepara para la eventualidad de una huida o una lucha, en respuesta a la amenaza percibida. Las emociones se convierten en bioquímica en nuestro cuerpo.

Es necesario puntualizar las conexiones y funciones comunes de los sistemas nervioso, inmunológico y endocrino. Las fronteras que la ciencia ha trazado entre los sistemas empiezan a desdibujarse, abriendo paso a nuevos planteamientos sobre el funcionamiento del cuerpo. Por ejemplo, y por asombroso que parezca, el cerebro produce neuropéptidos que son precursores de sustancias antibacteriales, el sistema inmune tiene funciones perceptivas, y el sistema endocrino fabrica sustancias que funcionan como transmisores nerviosos. Los libros de fisiología actuales reagrupan los sistemas corporales de una forma que refleja con más acierto lo intrincado de las relaciones entre sistemas.

Investigadores del Departamento de Fisiología y Biofísica de la Universidad de Alabama, en Birmingham, han estudiado la capacidad del sistema nervioso para reconocer millones de antígenos a los que puede responder el sistema inmunitario y la existencia de más de veinte péptidos neuroendocrinos o de sus correspondientes ácidos ribonucléicos (ARN) en las células del sistema inmune.

En 1919, el Dr. Tohru Ishigami, médico japonés que trabajó diez años con pacientes tuberculosos, encontró que la actividad de los glóbulos blancos (leucocitos) disminuía en los pacientes con tuberculosis durante los episodios de estrés emocional, y sugirió la relación entre sistema nervioso e inmune. Pero la primera evidencia concreta de comunicación entre estos sistemas se obtuvo a finales de los años setenta, cuando se demostró que el cortisol circulante en la sangre producía un efecto inmunosupresor en las ratas (impedía la formación de anticuerpos). Más tarde, se probó que los péptidos servían de mediadores entre las células del sistema inmune y el sistema nervioso. Otros experimentadores, como la doctora Elena Korneva, del Instituto de Medicina Experimental de Leningrado, descubrieron que al lesionar áreas selectivas del hipotálamo, se suprimían diferentes tipos de reacciones inmunitarias. El psiquiatra George Solomon también descubrió que al lesionar el hipotálamo se inhibía la función del timo. El francés Gerard Renoux, de la Escuela de Medicina de Tours, describió historias de pacientes con graves daños en la neocorteza cerebral, cuyos sistemas inmunes disminuyeron de actividad.

En los años setenta, Robert Ader, director del Centro de Investigación en Psiconeuroimmunología del Departamento de Psiquiatría de la Universidad de Rochester, mostró, con la ayuda del inmunólogo Nicolás Cohen, que el sistema inmune de ratas de laboratorio podía condicionarse. Sus experimentos causaron gran escepticismo en la comunidad científica hasta que fueron replicados una y otra vez y arrojaron los mismos resultados. Por eso se lo estima como padre de esta nueva rama del saber conocida como psiconeuroinmunología[41] (PNI). Edwin Blalock, quien en 1982 descubrió que el sistema inmune producía endorfinas, consideradas hasta entonces neuropéptidos exclusivos del cerebro, también ha sido reconocido como uno de los pioneros de la PNI. Sus estudios demostraron que los tres sistemas, nervioso, inmune y endocrino, se comunican químicamente entre sí.

Blalock y colaboradores indicaron que los leucocitos humanos, al secretar la sustancia conocida como interferón α, nuestra defensa contra los virus, también producían ACTH (hormona que estimula la producción de cortisol en las suprarrenales) con características similares a las de la secretada por la hipófisis. Ésta era la prueba concluyente para afirmar que el paso de la información entre los sistemas nervioso, endocrino e inmunológico era multilateral. Aún persisten miles de preguntas sobre estos fenómenos. Me apropio de la cita reproducida en el encabezamiento del artículo de Charly Groenendijk sobre serotonina:

> Toda verdad pasa por tres etapas:
> Primero, es ridiculizada,
> Segundo, es refutada violentamente…
> Tercero, es aceptada como evidente.
>
> Arthur Schopenhauer.

TODO ESTÁ INTRINCADO

El anterior recorrido por los sistemas del cuerpo demuestra que está equipado de forma perfecta para cumplir con sus funciones sin asistencia médica. La inteligencia del cuerpo puede garantizarle respuestas adaptativas que aseguran el mantenimiento de un estado saludable. Pero ese equilibrio depende del cuidado que otorguemos a nuestro cuerpo en cada una de sus dimensiones. La comunicación entre órganos debe funcionar de modo óptimo para preservar el funcionamiento del *sanador entrañable*. Éste puede, entonces, orquestar las medidas que estime necesarias para garantizar el equilibrio ante la presencia de un estresor. Las respuestas adaptativas insuficientes (que en muchos casos producen síntomas) están relacionadas, bien con la agresividad o la persistencia de los estímulos nocivos, bien con las

---

[41]Llamada al comienzo psiconeuroendocrinoinmunología.

"deficiencias de mantenimiento", como la malnutrición, la falta de ejercicio, las relaciones conflictivas o los eventos traumáticos.

Los procesos de adaptación que conducen a la homeostasis implican tanto a los cuerpos sutiles energéticos como al cuerpo denso. Hemos afirmado que un mismo fenómeno tiene expresión simultánea pero peculiar a cada uno de esos niveles. También hemos hecho énfasis en la importancia del flujo de información entre órganos, entre sistemas, entre cuerpos y entre nosotros y lo que nos rodea. Los bloqueos al flujo de información, los factores que obstruyen la función de los mensajeros, la invasión de mensajeros usurpadores (medicamentos, productos químicos presentes en aire, agua y comida, drogas psicotrópicas...) que confunden a los receptores o la incapacidad de éstos para interpretar los mensajes resultan en el debilitamiento del *sanador entrañable* y en manifestación de síntomas.

La creencia popular que relaciona estrés emocional con enfermedad ha sido corroborada por la ciencia. En mi práctica como psicoterapeuta, vi muchas veces que síntomas físicos desaparecían a medida que la persona ganaba conciencia y resolvía sus conflictos. También he visto que cuando la persona hace un inventario de su estilo de vida y ajusta su nutrición, incrementa su actividad física y aprende a manejar el estrés, se alivian sus síntomas. Esto se observa tanto en la consulta del médico como en la del psicoterapeuta o en la sesión de reiki. La multidimensionalidad tiene también esa característica. Todo está intrincado. No importa desde qué perspectiva se aborde una cuestión: biológica, psicológica, energética o espiritual, la solución que se propone puede valer porque los cambios en una dimensión repercuten en las demás. Por eso tienen la razón los genetistas y los microbiólogos y los cirujanos y los psicoterapeutas y los guías espirituales, pero en especial los practicantes alternativos que abordan al ser humano desde su diversa totalidad y con una clara conciencia de que es esencial no hacer daño.

EL *SANADOR ENTRAÑABLE* RESPONDE A LAS DEMANDAS DEL MEDIO AMBIENTE

A comienzos del siglo XX, Hans Selye, en la Universidad de McGill (Montreal), describió la respuesta del cuerpo al estrés. Observó en animales que la respuesta a la inyección de preparados hormonales y tóxicos diferentes era siempre la misma: las suprarrenales se agotaban, los órganos linfáticos sufrían atrofia y se producían úlceras en el estómago. Acuñó a este conjunto de síntomas como "Síndrome General de Adaptación".

Selye observó también que esta respuesta del cuerpo al estrés seguía unas etapas. La respuesta inmediata ante el estresor, etapa de alarma, prepara al cuerpo para la actividad física; el cuerpo concentra todos sus recursos en esta respuesta. Pongamos por ejemplo que enfrentamos un asalto: durante la reacción inicial nuestras pupilas se dilatan (para ver mejor), nuestro corazón se acelera (para garantizar el aporte de oxígeno a los músculos que se usarán), la presión sanguínea se eleva (ídem), aumenta el número de glóbulos blancos (para defender al cuerpo de un potencial agresor biológico) y sube el azúcar en la sangre (para garantizar producción de energía); los músculos se llenan de sangre preparándose para trabajar; comandadas por el hipotálamo, las suprarrenales secretan una cantidad extra de adrenalina y glucocorticoides, y el sistema simpático queda activado. Cada uno de estos fenómenos contribuye a crear condiciones que nos preparan, sea para luchar sea para huir. El asalto termina; ahora estamos libres de amenaza. Pasa la etapa de alarma y viene la de resistencia o adaptación: los sistemas nervioso, endocrino e inmunológico regresan a la normalidad. En esta etapa, nuestro rendimiento es alto.

Pero si la situación amenazadora se prolonga, el cuerpo se agota y pierde la capacidad de adaptarse, la secreción de glucocorticoides disminuye, el sistema inmunitario se deprime y se pierde la resistencia al estresor. Entonces, pueden presentarse síntomas de enfermedad, y la supervivencia se pone en juego, como le sucede, por ejemplo, a un secuestrado.

Cuando los estresores abundan en nuestra vida, hay un predominio del sistema autónomo simpático y se acumulan sustancias como el cortisol y la adrenalina, que aumentan el desgaste de nuestros tejidos. En cambio, durante la respuesta parasimpática típica de los períodos de relajación (mientras nos recreamos, comemos, descansamos, meditamos, recibimos reiki o después del ejercicio), el cuerpo acelera sus procesos de reparación y regeneración. Una demostración más de cómo funciona la inteligencia del cuerpo.

No todos respondemos de igual manera a un mismo estresor. Nuestra respuesta depende de la existencia de condiciones hereditarias y factores compensatorios como la nutrición, la actividad física y la resiliencia que hemos desarrollado. Pero también esa respuesta depende de la forma en que percibamos un estresor. Las distintas percepciones explican gran parte de las diferencias en las respuestas individuales al mismo tipo de estresor. La percepción está determinada por diversos factores como los aspectos genéticos, las experiencias previas y el sistema de apoyo con que se cuenta.

Pert, quien contribuyó al descubrimiento de los receptores opiáceos, y cuyos compañeros de equipo fueron nominados para el Nobel en 1995, se interesó en los beneficios de la meditación para contrarrestar los efectos del estrés sobre el sistema inmune. Encontró que el estrés impide el libre flujo de las moléculas que llevan información, causando un colapso de las funciones autonómicas (respiración, circulación, digestión), lo que entorpece los procesos de autorreparación y regeneración. Cuando el estrés se prolonga, el sistema inmune falla en sus operaciones de reconocimiento. Prácticas como la meditación tranquilizan nuestra mente, atenúan nuestras emociones y nos conectan con lo trascendente; a nivel físico, la meditación y prácticas similares estimulan la reconexión entre órganos, tejidos y células, necesaria para garantizar el equilibrio y prevenir la enfermedad.

La relación entre funcionamiento del sistema inmune y la vulnerabilidad a las infecciones, las alergias y las enfermedades autoinmunes (lupus, esclerodermia, artritis reumatoide) no es un concepto nuevo. Pero sólo en tiempos recientes, y a medida que se amplía la comprensión sobre el sistema inmune, entendemos que éste tiene más funciones que las de defensa, y que detrás de condiciones como la diabetes, el cáncer y la enfermedad coronaria, también se encuentra una disfunción inmunitaria.

INFLAMACIÓN Y REPARACIÓN

La principal respuesta del cuerpo frente a un estímulo perjudicial es la inflamación. Aunque la hemos contemplado siempre como indeseable, la inflamación es, en principio, una respuesta protectora. En la actualidad, se la define como una reacción del sistema inmune, pues las células linfáticas están comprometidas, pero en una visión holística afirmamos que, en realidad, todos los sistemas están involucrados en la inflamación y, por otro lado, el sistema inmune se entromete en todas las actividades del cuerpo.

Sin repuesta inflamatoria, el cuerpo no podría comenzar a reparar tejidos dañados ni hacer frente a un invasor ni adaptarse a cambios en el medio ambiente o en el medio interno. La cascada de procesos generados por la inflamación garantiza la destrucción, dilución y el secuestro de agentes nocivos, se trate de una bacteria o una espina clavada en la piel. La inflamación también nos alerta frente al uso excesivo de, por ejemplo, una articulación o un grupo muscular y, por otra parte, da comienzo a la adaptación del cuerpo a un estresor.

Es esencial tener claro que el propósito de la inflamación es evitar daño ulterior a un área del cuerpo ya lastimada, prevenir que una infección se extienda y favorecer la reparación de los tejidos. Desde esta perspectiva, queda claro que no tenemos que combatirla sino regularla y apoyarla con hábitos saludables que garanticen la función de los mediadores. Todo proceso de sanación física comienza con un proceso inflamatorio en el que participan, de una u otra manera, todos los sistemas del cuerpo.

Cuando un incidente sucede en una aldea, una pelea entre marido y mujer, una reyerta en la cantina, un accidente... los vecinos se acercan. Unos sólo observan y evalúan la situación, otros juegan el papel de correveidiles, unos más están prestos a ayudar, unos pocos se atreven a intervenir. Luego, llegan las fuerzas del orden y la ley se impone. Algo similar sucede con el cuerpo. No todos sus elementos juegan un papel igual en la respuesta a un estresor, pero, en mayor o menor medida, todos están implicados.

Una respuesta inflamatoria prolongada o exagerada resulta contraproducente. Las reacciones del cuerpo, como ya hemos visto, son controladas por un moderador que le indica a los elementos implicados que su función ya fue cumplida y pueden retirarse de la escena. Si el moderador falla, la inflamación se hace crónica, conduce a la destrucción de los tejidos, a la exagerada cicatrización y a lo que se conoce como "enfermedad autoinmune".

Cuando la respuesta inflamatoria no es suficiente, el cuerpo queda a merced de células con comportamiento errático y puede desarrollar un cáncer o ser incapaz de enfrentar agentes infecciosos externos y entonces se consolida una infección.

En la inflamación, las moléculas mediadoras son las citoquinas. Su nivel en la sangre se mide para determinar la presencia de procesos inflamatorios. En general, los niveles de citoquinas se encuentran más altos en las horas de la noche y temprano en la mañana, cuando los niveles de cortisol son mínimos. El cortisol contrarresta la respuesta inflamatoria. Esto explica por qué algunos dolores como los de la artritis se exacerban durante la noche. También indica por qué personas sometidas a estrés crónico, durante el cual se secreta cortisol de manera constante, tienen respuestas inmunes disminuidas.

Lo que comemos tiene una directa relación con el grado de respuesta inflamatoria. En las últimas décadas, varios autores han clasificado las comidas en proinflamatorias y antiinflamatorias. Dentro del primer grupo, se ubican los alimentos refinados y los que tienden a incrementar el nivel de ácido en la sangre, como los lácteos y los cárnicos. Es tradicional recomendar a las personas que sufren de artritis que supriman estos alimentos de su dieta, pero sólo de modo reciente la ciencia se ha ocupado de corroborar la relación.

En su edición de febrero de 2004, el boletín de nutrición Health & Nutrition Letter, de la Universidad de Tufts, publica un artículo titulado "Anti-Inflammatory Eating" [Alimentación antiinflamatoria]. En él se presenta una relación entre tres condiciones médicas: la hipertensión, la enfermedad cardíaca y la artritis, con la inflamación y los hábitos alimenticios. Señala que las grasas o aceites que consumimos tienen una influencia directa sobre la inflamación, pues son precursoras de las prostaglandinas. Estas sustancias funcionan de manera similar a las hormonas y también son consideradas mensajeras, o sea, que actúan sobre tejidos vecinos.

Han sido identificados 16 tipos diferentes de prostaglandinas, con funciones tan variadas como la regulación de la presión arterial, el movimiento intestinal y el metabolismo. Unas prostaglandinas inhiben la respuesta inflamatoria (las que provienen de los ácidos grasos Omega-3 y Omega-9, presentes en el pescado, el aceite de linaza y el aceite de oliva prensado en frío) y otras la estimulan (las provenientes de ácidos grasos Omega-6, presentes en grasas animales, y los aceite de maíz, girasol y algodón). El citado artículo recomienda consumir la menor cantidad posible de alimentos procesados y mayor cantidad de frutas y verduras, leguminosas, tofu y semillas para conseguir un equilibrio de la respuesta inflamatoria. A frutas como la papaya y la piña también se les otorga una propiedad antiinflamatoria, pues contienen enzimas (papaína y bromelina, respectivamente) resistentes al ácido gástrico y pueden contribuir a moderar el proceso inflamatorio. Al jengibre y la cereza también se les asigna esta propiedad.

Desde el punto de vista fisiológico, la inflamación sigue la secuencia que se detalla en el cuadro 5, la cual explica sus manifestaciones o signos cardinales: rubor, calor, tumor, dolor y limitación de la función.

El sistema linfático, que se considera parte del sistema inmune, se hace cargo del proceso. Reabsorbe el líquido que se ha escapado de los capilares, lo envía a los nódulos linfáticos, donde se produce una segunda aduana en la cual los macrófagos (glóbulos blancos grandes) se encargan de engullir los restos de tejido y los restantes agentes invasores. Mientras trabajan, los nódulos linfáticos se hinchan y son dolorosos.

DOLOR Y ANALGESIA

Me despierto con un intenso dolor en la cintura. El dolor limita los movimientos de mi tronco. Estoy segura de que apenas haya deambulado un poco, el dolor desaparecerá. Pienso: *el movimiento disipa la tensión*, aunque no entiendo muy bien por qué hay tensión después del reposo. Me lo explico diciendo que tal vez dormí en una posición forzada, pero el dolor no cede a lo largo del día y todavía está ahí al siguiente. Ahora se irradia hacia mi muslo derecho, hago piruetas para encontrar la manera de inclinarme, llegar hasta mi pie y calzarme. Salgo a caminar, y cada paso que doy se siente como un martillazo en la parte inferior de mi columna. La pelvis parece estar reviviendo contracciones de parto y tengo que empezar a aceptar la evidencia. Hay un nervio pinchado o presionado por un disco herniado. Y, ahora, ¿qué hago con el diagnóstico? Respiro profundo y me duele, estornudo y me duele. Si voy al médico, va a pedirme radiografías y RM (resonancia magnética). Va a confirmar que, en efecto, un disco está herniado y me dará una localización exacta del problema. Conozco bien mi cuerpo y no se me ha olvidado la medicina. Los ojos de mi mente ya lo han visto, está entre la segunda y la tercera vértebra lumbar. El médico va a prescribirme medicación para el dolor, relajantes musculares y reposo en cama dura. Ya tengo mi cama de tablas, y a veces encuentro mejor poner mi colchoneta de yoga sobre el tapete y dormir en el suelo. Decido dormir escuchando un casete que me ayuda a conseguir una relajación profunda, me administro reiki y pido a la cadena de sanadores a la que pertenezco sanación a distancia. Paso el menor tiempo posible sentada, pues la flexión del tronco intensifica el dolor, camino a pasos cortos por la casa, uso mi silla ergonómica, en la que estoy en realidad arrodillada, para poder trabajar en el ordenador, me permito una pausa cuando me siento cansada y reviso mi alimentación para asegurar que sea en extremo equilibrada e incluya más alimentos antiinflamatorios.

Estoy segura de que el anillo del disco no está roto, es de esperar que haya una resolución de la lesión en 10 días. Seis meses más tarde, el disco habrá sido reparado por completo.

Agregaré vitamina C para reforzar el tejido conectivo, complejo B para apoyar la reparación del nervio inflamado, magnesio para ayudar al cartílago a mantener su flexibilidad. Comeré piña que, como ya se dijo, es rica en otro antiinflamatorio, la bromelina. Continuaré escuchando casetes que inducen relajación y administrándome reiki. Sé que el dolor me limita y sé también que mi cuerpo necesita este espasmo muscular para inmovilizar mi columna y prevenir un daño mayor, de modo que respetaré el dolor. Puedo mantenerlo dentro de límites tolerables con reiki y relajación y puedo encontrar posiciones donde sea mínimo.

CUADRO 5. PASOS DEL PROCESO INFLAMATORIO

1. Vasoconstricción. Por reflejo, los vasos sanguíneos se estrechan, sea para detener el sangrado que ha comenzado sea para restringir la entrada de un agente invasor. Si nos arañamos la piel veremos, en primer lugar, una línea blanca en el lugar del arañazo, que señala que los vasos se han contraído y el flujo de sangre ha disminuido.

2. Se produce una secreción de histamina, que estimula la vasodilatación.

3. Ahora, el cuerpo requiere un flujo de sangre abundante a la zona. Este flujo aumentado explica el rubor y el calor. Tiene como función favorecer la llegada de glóbulos blancos que "devoran" (fagocitosis) el material de desecho y los agentes invasores para su ulterior reconocimiento por parte de otras células linfáticas. Esta vasodilatación va acompañada de:

4. Apertura de los poros que existen en los vasos sanguíneos más pequeños (capilares). A través de estos poros se escapan líquidos del torrente sanguíneo, lo cual explica el tumor (hinchazón o edema). Estos líquidos se acumulan en la zona y traen sustancias que contribuyen a la reparación de los tejidos y producen una:

5. Presión sobre las terminaciones nerviosas que explica el dolor. La hinchazón explica también la limitación de la función.

Cuando sufrimos una lesión, el cuerpo nos alerta produciendo dolor. Existen en nuestro cuerpo receptores capaces de captar estímulos dolorosos. Se llaman nociceptores; son fibras nerviosas que se comunican con el cerebro cuando son estimuladas. El mensaje comienza al nivel de los nociceptores, que son excitados por estímulos intensos. Las membranas de las células vecinas se hacen más sensibles o excitables hasta el punto de producir descargas eléctricas ya sin necesidad de estímulo. El resultado es el aumento de la sensibilidad, tanto a estímulos dolorosos como a estímulos inocuos.

La limitación concomitante al dolor causado por un traumatismo o una lesión tiene como propósito prevenir más daño. Por ejemplo, en el caso de una fractura, el dolor nos instruye para que no apoyemos el miembro lesionado, previniendo así el desgarro de los tejidos vecinos al hueso astillado.

En casos severos, como el de la fractura o la hernia discal, el dolor es tan agudo y limitante que no tenemos más remedio que escucharlo. En otros, como cuando aparece un dolor de espalda después de horas de estar sentados frente al ordenador, lo ignoramos y seguimos absortos en la tarea que en ese momento nos ocupa. Si atendemos, escucharemos cómo el dolor nos habla de la acumulación de tensión que se produce en el cuerpo después de un cierto tiempo de sostener una misma postura, la cual no puede mantenerse sin la contracción de un grupo de músculos, los cuales esperan siempre un relevo y lo piden a través de una sensación dolorosa. Todo lo que tenemos que hacer, si escuchamos al cuerpo, es cambiar de postura, y el movimiento disipará la tensión. Pero si no escuchamos, el músculo se resiente, se inflama y el dolor se hace crónico. La tensión muscular se convierte en un espasmo, se deforma de modo permanente la postura, y con el tiempo nuestros huesos se desalinean, ciertos músculos dejan de trabajar y se acortan, no juegan su papel protector y cuando menos nos damos cuenta, se habrán debilitado ciertas áreas del cuerpo haciéndonos propensos a una lesión. Típico de la vida moderna, en extremo sedentaria.

El dolor forma parte de esas respuestas de retroalimentación que mantienen el equilibrio del cuerpo. Las moléculas que lo transmiten se llaman prostaglandinas, de las que ya hablamos, bradiquininas y sustancia P. La histamina y la serotonina también participan en este proceso. Hasta ahora se ha sostenido que la vía de transmisión de esta información es a través de sinapsis nerviosas, pero ya señalamos antes que sólo un pequeño porcentaje del estímulo toma este camino, que en este caso sería del receptor nervioso a la médula, de la medula al tálamo y del tálamo a la corteza cerebral, donde se hace consciente.

Una sustancia conocida como capsacina, que se encuentra en el pimentón verde, estimula los nervios de manera que contrarresta la sustancia P y alivia el dolor. El cuerpo también produce endorfinas para inhibirlo.

Mucha gente disfruta de un masaje profundo aunque cause dolor, pues estimula la secreción de endorfinas, que lo alivian; el chorro de estas sustancias sedantes produce bienestar. Pero el alivio se prolonga sólo por unas cuantas horas, después de las cuales se necesita otro masaje para calmarlo, creándose un círculo vicioso, una adicción a los opiáceos producidos por el propio cuerpo. Cuando el dolor es emocional, también se producen endorfinas de efecto sedante. Si sufrimos la pérdida de un ser querido, las endorfinas nos ayudan a mantenernos en ese estado inicial de negación o ira que protege nuestra psique, mientras éste se encuentra a salvo para entender, procesar y aceptar la pérdida.

La mayoría de nosotros cree necesaria la ayuda farmacológica para aliviar de inmediato un síntoma o una enfermedad. Podríamos reflexionar sobre esto y preguntarnos cuándo es conveniente contrarrestar una respuesta normal defensiva del cuerpo. Usando el dolor como guía, podemos dialogar con él y encontrar los límites permitidos de movimiento que evitarán una lesión ulterior. Al hacer desaparecer un dolor, a toda costa estamos ignorando nuestro cuerpo, silenciándolo a la fuerza, cortando nuestra relación con él.

Varios métodos naturales ayudan a mitigar el dolor sin interferir con su función. Uno de ellos es el reiki. Estoy segura de que todos los practicantes han visto cómo actúa sobre un dolor de cabeza o abdominal a los pocos minutos de aplicado. En mi experiencia, el reiki actúa más rápido que un analgésico. En ocasiones, el dolor desaparece por completo, y en otras, sólo se mitiga mientras termina de cumplir su misión. Otros métodos alternativos que han probado ser beneficiosos en el alivio del dolor son la acupuntura, la terapia cráneosacral y la hipnosis.

Hay casos en que el dolor es consecuencia de una enfermedad que requiere atención médica o está asociado con una condición terminal donde es necesario y deseable usar analgésicos bajo prescripción médica. Tengamos en cuenta que cuando hemos abusado o dejado de cuidar el cuerpo, éste responde exagerando la respuesta. Suzanne E. Simmons, de la National Headache Foundation (www.headaches.org), advierte a sus afiliados que el abuso de analgésicos puede perpetuar el dolor de cabeza y hacerlo más difícil de manejar. La medicación para el dolor eleva inicialmente los niveles de serotonina, pero su uso continuado produce una baja en las cantidades de la misma y más dolor, generando lo que se conoce como "jaquecas de rebote". El ciclo sólo se rompe cuando se suspende todo medicamento.

SALUD Y ENFERMEDAD

Lo dicho hasta aquí debería ser suficiente para sustentar una nueva manera de entender "salud" y "enfermedad". La ausencia de síntomas no es salud, como no diríamos que en nuestra relación de pareja cesó el conflicto porque ya no nos hablamos. Hay momentos en que no existen mayores fricciones en nuestra vida y no presentamos síntomas. Esto no significa que nuestra relación con nuestro cuerpo o entorno sea la mejor.

En los seres vivos, y en la naturaleza en general, existe una constante lucha entre fuerzas constructivas y destructivas. Según la segunda ley de la termodinámica (Ley de la Entropía), *el mundo es inherentemente activo, y cuando la distribución de energía no está equilibrada existe una fuerza termodinámica que actúa espontáneamente para corregir el desequilibrio.* A nivel biológico, regulamos con la auto-regeneración y reparación de tejidos, y a nivel sistémico, produciendo homeostasis. En la dimensión energética hay flujos y reflujos, se presentan bloqueos, el cuerpo los vence. Sin embargo, los síntomas aparecen y enfermamos.

Al menos un 75% de las enfermedades se autolimitan, lo que quiere decir que no requieren ningún tipo de tratamiento; dejadas a su propio curso se resuelven. El cuerpo combate eficazmente un agresor, sana la herida y restablece el equilibrio perdido. Esto lo vemos claramente en las típicas enfermedades infantiles, como rubeola o varicela, y en la gripe que, siendo tan común, no tiene más tratamiento que el sintomático. En estos casos, en vez de usar medicamentos, los síntomas se alivian con sencillas medidas caseras y reposo, punto al que hemos regresado después de que el uso de ciertos analgésicos y antipiréticos demostró sus efectos nocivos[42] y el abuso de antibióticos resultó contraproducente.

Quienes analizan estadísticas y se preocupan por los costos sociales de la enfermedad, están de acuerdo en que se utilizan los servicios médicos con más frecuencia de la necesaria y se recetan medicamentos que no son

---

[42]En un extenso informe (Oct. 2007), expertos norteamericanos urgieron a la FDA que consideraran prohibir las medicinas infantiles para el resfriado, que se venden sin receta. Entre 2004 y 2005, tres niños menores de dos años murieron y más de 1.500 fueron tratados en urgencias por problemas de salud asociados a su uso. Además, muchas son usadas por adolescentes para conseguir un "subidón" con desastrosas consecuencias para su salud.

imprescindibles, muchas veces porque el doctor se siente presionado por la posibilidad de una demanda y prefiere excederse que ser cauto.

Pero, si los estresores son parte constante de la vida, ¿por qué en un grupo de personas sometidas a los mismos factores estresantes unas se enferman y otras no? Volvamos a preguntarnos: ¿qué determina nuestra respuesta? ¿Qué hace que un síntoma prevalezca y qué designa el sistema y órgano que será afectado? Ya hablamos de factores genéticos y la importancia de la percepción.

Existen varias teorías para explicar la aparición de la enfermedad desde puntos de vista no médicos. Los síntomas no son el resultado de una ecuación matemática estresor=enfermedad. Desde la perspectiva biológica, influyen factores externos: condiciones sanitarias y presencia de microorganismos, y en lo interno, la respuesta inmune, el estado de ánimo, la predisposición genética, trastornos biomoleculares y la nutrición.

Me ha resultado trabajoso encontrar una definición de "salud" que coincida con mi actual comprensión del cuerpo humano. Incluso los libros que hablan de un médico interior, de medicina vibracional, de la enfermedad como camino, parecen estar centrados en demostrar la eficacia de éste o aquel método para curar enfermedades. La definición de la OMS me parece utópica y nos deja con la convicción de que entonces la constante es la enfermedad: ¿completo bienestar físico, psicológico y social? Pienso que, sin una visión holística, todas las definiciones de salud y enfermedad, y las explicaciones que se han dado sobre la génesis de los síntomas constituyen verdades parciales, expresiones o formulaciones de una misma realidad vista desde distintas perspectivas. Esa visión holista nos habla de adaptación, recursos, equilibrio, alarmas y mecanismos de defensa.

En nuestro proceso de aprendizaje y adaptación al medio, somos capaces de "programar" en la corteza cerebral emociones, reacciones, comportamientos y hasta manifestaciones físicas. Nuestro estado de bienestar (o mal-estar) puede aprenderse, y una vez aprendido, constituye un guión que seguimos de modo mecánico al pie de la letra. Nuestra energía —espiritual, emocional, mental o física— crea el libreto, nuestros pensamientos y sentimientos se convierten en moduladores de nuestro bienestar físico.

Carolyn Miss, en "Anatomía del espíritu", propone que cada órgano y sistema en el cuerpo está calibrado para absorber y procesar emociones y energías psicológicas específicas.

El poder del pensamiento o la importancia de la percepción de un fenómeno ha sido demostrado con el efecto placebo, equiparado al poder de la sugestión. El común de las gentes mira el efecto placebo con desdén. En investigación, se parte de la idea de que el efecto del placebo es igual a cero, y, por lo tanto, al comparar los efectos causados por la medicación en un grupo de individuos con los cambios observables en el grupo de sujetos que recibieron placebo, se puede medir de modo objetivo el efecto de la droga estudiada. Pero lo interesante es que el efecto del placebo no es cero, como lo demuestran esos mismos estudios en que los sujetos del grupo de control reportan mejorías muchas veces notables de sus síntomas. Es un efecto relacionado con su percepción, con su pensamiento.

Como resultado de una enfermedad crónica, progresiva, invalidante y de muy reservado pronóstico, Norman Cousins emprendió una batalla en muchos frentes. Contó como aliado con su amigo y médico de cabecera el Dr. William Hitzig. Al entender que su salud había declinado debido a la exposición a productos tóxicos en momentos en que su sistema inmunitario estaba debilitado por dosis inusuales de estrés, emprendió la tarea de reforzar el sistema autocurativo del cuerpo con medidas sencillas que incluían un programa de ejercicios, alimentación equilibrada, enormes cantidades de vitamina C y… ¡una buena dosis de risa! El éxito de su guerra contra la dolencia, a finales de los setenta, se registró en su libro "Anatomía de una enfermedad", enriquecido con documentación científica disponible en ese momento. Cousins dedica un capítulo entero al efecto placebo: *Las drogas no son siempre necesarias. La fe en la recuperación sí lo es. La investigación sobre el efecto placebo ha conducido a la medicina en la dirección correcta para entender la habilidad de la mente para ordenar cambios bioquímicos en el cuerpo.*

Estudios diseñados para evaluar la razón del éxito de ciertos tratamientos médicos han mostrado que éste no radica, como podría pensarse, en el correcto diagnóstico y subsiguiente prescripción acertada de una conducta médica. En cambio, se han encontrado como factores determinantes la disposición de la persona para responder de una manera dada a la enfermedad, su percepción de la situación, el sistema de apoyo con que cuenta y hasta las características de la atención del organismo de salud al que acudió. Se han escrito extensos recuentos de casos de pacientes con enfermedades incurables, particularmente cáncer, que han tenido remisiones milagrosas. Estas curaciones han ocurrido después de tratamientos con psicoterapia u otros procesos transformadores en que el paciente ha tenido la oportunidad de enfrentar sentimientos reprimidos, o luego de adherir creencias espirituales a través de las que se ha reconectado con su capacidad para perdonar y amar incondicionalmente. Casos como ésos se describen en "Cancer Report", de Cynthia A. Chatfield, un libro que recoge 30 años de investigación en este campo. Autores bien conocidos como Louise Hay, Eckhard Tolle, Jeane Carper y Brugh Joy publicaron sus experiencias en el camino de la sanación. Ellos pasaron por pruebas en las que superaron enfermedades que transformaron sus vidas o vieron cómo la transformación de sus vidas condujo a la desaparición de sus síntomas físicos o mentales.

El movimiento orientado hacia el bienestar —centrado en la salud en lugar de en la enfermedad— en las últimas cuatro décadas ha visto florecer disciplinas que sostienen que el cuerpo puede ser curado a través de la mente, y la mente curada a través del cuerpo. Innumerables son los ejemplos: bioenergética (Reich, Lowen), rolfing, Feldenkreis, terapia cráneosacral (Upledger), terapia del campo del pensamiento (Callaghan), psicología somática (Caldwell), terapia gestalt y más.

La psicobiología, la medicina biológica y la psiconeuroinmunología merecen una mención especial porque han demostrado, desde un punto de vista tangible, la indivisibilidad del binomio cuerpo-mente. Gracias a quienes investigan en estos campos se ha desarrollado, por ejemplo, la medicina integrada de la que es pionero el médico Andrew Weil. Otros profesionales de la medicina como Deepak Chopra, formado en Occidente pero reencontrado con medicinas orientales como el Ayurveda, han contribuido a que verdades que antes se consideraban incompatibles con la ciencia se vean hoy bajo la luz de la nueva física.

El meollo de la medicina no puede seguir siendo la enfermedad, sino el ser humano y su *sanador entrañable,* que requiere apoyo para mantener el equilibrio perdido. ¡Bienvenida sea la nueva comprensión de la relación entre salud, medio ambiente, pensamientos, percepción, sentimientos, actitudes, hábitos nutricionales, patrones de respiración y estilo de vida!

Autores de algunas de las terapias arriba mencionadas documentan testimonios de personas que reviven eventos traumáticos durante sesiones de manipulación corporal o experimentan molestias corporales en momentos en que están procesando recuerdos traumáticos. ¿Se almacenan recuerdos en nuestros tejidos? Algunos investigadores responden afirmativamente.

En el año 2002, visité a un quiropráctico, quien, a través de un instrumento novedoso de "análisis medular", diagnosticó una interferencia en la transmisión de energía a lo largo de mi columna vertebral. Treinta años atrás sufrí un grave accidente automovilístico en el cual se produjo un fenómeno de aceleración/desaceleración (latigazo) en el cuello. Desde entonces, he tenido la frecuente sensación de cargar un peso sobre la parte alta de la espalda y mi cuello se tensa demasiado. Los rayos X mostraron una subluxación del atlas sobre el axis y una desviación anterior (espondilolistesis) de la sexta vértebra. Durante el primer ajuste que hizo el quiropráctico, reviví una experiencia que apoya la idea de recuerdos retenidos en los tejidos. La maniobra del quiropráctico me "regresó" al lugar del accidente, vi lo gris del día a esa hora de la mañana bogotana, vi los árboles y el enorme bus contra el que choqué, sentí el frío, escuché el ruido de las latas. Y experimenté el miedo que en aquel entonces nunca afloró.

Los autores que indagan en este tema reportan que un individuo puede revivir experiencias traumáticas con sensaciones y reacciones corporales iguales a las originales, después de lo cual se experimenta alivio físico. Mi cuello se relajó, y el dolor desapareció un par de semanas. Aunque ajustes ulteriores me aliviaban, nunca me volvieron a causar la misma mejoría. Los músculos tienden a regresar a los patrones restrictivos que durante tantos años mantuvieron los cambios en la estructura. Deduzco que fue más bien la liberación de las emociones nunca expresadas que el realineamiento de mis vértebras lo que produjo el milagroso alivio del espasmo crónico esas primeras semanas. Durante años, el dolor en el cuello, la espalda y el hombro derecho cambió de intensidad en relación con ciertas situaciones estresantes. Hay investigadores que sostienen que experiencias traumáticas intensas, físicas o emocionales, trastornan de modo permanente la respuesta del cuerpo frente al estrés, y que seguimos experimentando molestias en las áreas vulneradas por un trauma cuando el nivel de estrés se eleva. Hace poco, un quiropráctico holístico me trató con una combinación de terapias, y el dolor del hombro derecho desapareció por completo, mientras que el cuello no me molesta sino en raras ocasiones.

Los médicos osteópatas sostienen que los tejidos sometidos al trauma se hacen tan vulnerables que las tensiones de cualquier orden los afectan, pues se constituyen en el punto débil del sistema. Otros autores, más inclinados a considerar razones no biológicas, afirman que esa debilidad simboliza el reto principal de nuestro proceso de crecimiento personal y se alivia cuando logramos aprender de ella.

Estudios biológicos han comprobado que a raíz de un trauma prolongado o devastador, las hormonas del estrés (adrenalina, cortisol) pueden inhibir o dañar el hipocampo, comprometiendo los recuerdos del evento. Esto puede explicar la disociación que suele ocurrir después de eventos traumáticos, como en el caso de personas que borran de la memoria episodios de abuso sexual ocurridos en la temprana infancia o eventos de guerra. Incluso el mecanismo mental conocido como "negación" puede estar relacionado con esa dificultad para recordar situaciones dolorosas.

Parte del trabajo de la investigadora Candace Pert ha servido para explicar cómo la naturaleza de toda experiencia fenomenológica está ligada a un determinado estado de conciencia. Uno tiende a recordar una información en el mismo estado de conciencia en que la recibió. En 2003, en la revista "Alcohol Research & Health", Aaron White en su artículo "What Happened? Alcohol, memory, blackouts, and the brain" [¿Qué pasó? Alcohol, memoria, lagunas de memoria y cerebro], cita el experimento realizado por Goodwin y colaboradores en 1969 en que un grupo de estudiantes aprendió complejos problemas matemáticos bajo la influencia del alcohol y sólo pudo recordarlos al estar de nuevo bajo la influencia del mismo.

La psicobiología ha probado que la memoria, el aprendizaje y el comportamiento están influenciados por sustancias conocidas como neuromoduladores que son capaces de almacenar información en el cerebro.

Peter Levine, en su libro "Waking the Tiger: Healing Trauma" [Despertar al tigre: sanar el trauma] señala que cuando los seres humanos estamos ante una situación estresante, tenemos que afrontar el dilema de huir o luchar, mientras que los animales actúan por instinto. Esto nos hace vulnerables a los efectos del trauma. Si en vez de actuar nos paralizamos, la energía no descargada se mantiene en el cuerpo y puede, más tarde, aparecer en la forma de un determinado síntoma o comportamiento.

Tras revisar estos elementos novedosos que explican los síntomas, propongo que "salud" *es un estado de máxima conciencia e interconexión, que permite a nuestra alma fluir sin aferrarnos a lo que fuimos o a lo que tenemos, a lo que podría llegar a ser o a lo que no ha sido.* Este estado de conciencia tiene representación en cada dimensión de nuestro ser: en lo biológico, como óptima comunicación entre órganos, y en los cuerpos sutiles, como el flujo no obstruido de energía vital. En ese estado, el *sanador entrañable* puede cumplir su función, y nuestra mente, aceptar los ciclos de flujo y reflujo, escuchar y aprender del cuerpo. "Enfermedad" sería ese *otro estado en que un desequilibrio se manifiesta en la dimensión o dimensiones (física, emocional, mental, espiritual) más vulnerables de nuestro cuerpo, con la aparición de síntomas cuyo propósito es contribuir a restaurar el equilibrio perdido.* Para mantener el equilibrio, la respuesta del cuerpo a los estresores se apoya sobre tres pilares básicos: la nutrición, la actividad física y el manejo del estrés. El manejo del estrés incluye la forma en que respiramos, cómo nos relacionamos con los demás y con el entorno y los preceptos que guían nuestro quehacer en la vida.

La multidimensionalidad del cuerpo implica que los cambios que tienen lugar en una de las dimensiones de nuestro cuerpo tendrán correspondencia en las demás. Un ejemplo es el de quien, como resultado de trabajar con sus emociones, cambia la percepción de sí mismo, eleva su autoestima y empieza a cuidar mejor de su cuerpo, a la vez que mejora su relación con el planeta, al cual ya no quiere seguir contaminando. O cuando, al adquirir disciplina y cuidar mejor de nosotros mismos, vemos una mejoría de nuestra autoestima.

NUEVAS TEORÍAS, FRUTO DE LA CURIOSIDAD

Los nuevos profesionales de la salud tienen una mente abierta y receptiva, aunque la formación profesional sigue basada en un concepto de ciencia que sólo acepta lo comprobado de forma experimental. Se olvida uno de los más importantes legados históricos: muchas teorías se tacharon de inverosímiles en su momento por imposibilidad de comprobarse, como la redondez de la Tierra o el hecho de que ésta gire alrededor del sol.

Hace cien años, Einstein postuló la Teoría de la Relatividad, según la cual existe una cuarta dimensión, en la que el espacio y el tiempo forman una unidad. Einstein dedujo que, como no es posible que distintos observadores tengan el mismo punto de vista, cada uno ordenará lo observado de un modo diferente. Sin embargo, la instrucción en las escuelas aún está basada en los principios postulados por Newton en el siglo XVI, quien tenía una noción de tiempo y espacio absolutos, sostenía la naturaleza causal de los fenómenos físicos y aseguraba que se podía lograr una descripción objetiva de la naturaleza.

A Einstein se le ocurrió su teoría no en un laboratorio sino mientras paseaba por la campiña italiana. Demostró que también se hace ciencia cuando se observan seres y fenómenos con celo, cuando se mantiene un cuestionamiento de las leyes, las teorías y los conceptos que otros han formulado y se postulan hipótesis, incluso antes de que existan las condiciones para comprobarlas. Restringirnos a lo ya medido y fundado experimentalmente arruina el delicioso juego de la indagación, coarta nuestro derecho a una curiosidad ilimitada y nos condena a la inflexibilidad, la arrogancia y la intolerancia.

La formulación de nuevos sistemas de pensamiento, como la Teoría del Caos para el estudio de sistemas complejos, ha refrescado muchas áreas de las ciencias donde las otras teorías se quedaban cortas. La palabra "caos" evoca con frecuencia una absoluta confusión, pero en matemáticas esta teoría se ocupa de lo impredecible y mira al universo como un todo interconectado. La teoría se origina con Edward Lorenz, un meteorólogo que buscaba explicar por qué variaciones infinitesimales en los datos entrados en un ordenador daban pronósticos de tiempo por completo diferentes. En la Teoría del Caos se tienen en cuenta el azar y la coincidencia; este paradigma propone que todos somos corresponsables del universo. Si al mirar la historia del planeta nos preguntáramos cómo sería nuestra vida hoy si pudiéramos cambiar algunos de los pasados desenlaces, nos daríamos perfecta cuenta de esta concatenación y de la responsabilidad que nos cabe a cada instante. Un buen ejemplo lo da un artículo de Gary Scott escrito para la revista Natural Awakenings (Dic. 2003) que muestra un encadenamiento de hechos que comenzaron en 1604 con un asalto pirata y culminaron con el invento del teléfono por Graham Bell en 1877, pasando por la formulación de la Ley de Probabilidades.

Visiones reduccionistas que postulan, por ejemplo, que "entendiendo al germen, entenderemos la enfermedad" y visiones disociadoras del ser que sostienen que la mente y el cuerpo pertenecen a campos diferentes e irreconciliables están cediendo el paso a una perspectiva holística, cercana a la que tenía Hipócrates hace dos mil quinientos años. Hay que reconocer, por supuesto, el papel que jugaron en su momento las concepciones newtoniana y kantiana, que permitieron y favorecieron el florecimiento de las disciplinas analíticas y el conocimiento de las causas biológicas de la enfermedad. Pero la tarea del momento es integrar distintas visiones.

Nuevas teorías como la del caos, la del campo morfogenético, la medicina cuántica, la curación energética y la teoría holográfica del cerebro son aplicables a una perspectiva cósmica. Nuestro compromiso es entender las varias dimensiones de la salud y la enfermedad y transformar nuestra práctica, nuestro quehacer pedagógico y nuestro autocuidado para proveer al planeta de soluciones terapéuticas.

A los nuevos conceptos de salud y enfermedad que hemos planteado han contribuido, a través de los años, científicos como Claude Bernard que a mediados del siglo XIX descubrió, por ejemplo, que el hígado mantiene una reserva de azúcar que descarga cuando el cuerpo la requiere. Sus investigaciones lo llevaron a entender la existencia de lo que llamó el Milieu interior, una armonía orgánica, un mantenimiento de condiciones constantes en presencia de cambios externos, que depende de la capacidad del cuerpo para autorregularse. Walter Cannon, en su libro "La sabiduría del cuerpo", y en la misma línea de Bernard, fue el primero en postular la existencia de una homeostasis o equilibrio interno.

El padre del psicoanálisis, Sigmund Freud, aportó a la comprensión de la relación entre cuerpo y mente cuando, mientras estudiaba la histeria, además de sus hallazgos sobre la conversión de traumas psíquicos en síntomas físicos encontró que un paciente obtiene ganancias secundarias de su enfermedad. El psiquiatra Franz Alexander escandalizó en su época al gremio médico al asegurar que algunas enfermedades crónicas como la artritis, la gastritis y la colitis, a las que no se había podido comprobar una causa biológica, tenían estrecha relación con el estrés. Con Alexander nace la "medicina psicosomática". Ya mencionamos a Selye, quien logró explicar

CUADRO 6. LOS PORQUÉS DE LOS SÍNTOMAS

- ¿Por qué aparecen justo ahora?
- ¿Qué existe en mi vida en este momento que me enferma?
- ¿Qué me están diciendo estos síntomas acerca de mi forma de vida, de mí mismo y de mi manera de alimentarme? ¿Está debilitado mi sistema inmune? ¿Estoy haciendo lo suficiente para mantener el equilibrio en mi vida?
- ¿Son mis hábitos el resultado de una conducta autodestructiva? ¿Me aprecio a mí mismo?
- ¿Qué función cumple la parte afectada de mi cuerpo? ¿Cuál es la correspondencia entre esta función y los otros niveles de mi existencia?
- En el caso, por ejemplo, de una neumonía, pueden formularse preguntas como ¿qué me impide respirar plenamente? ¿Qué existe en mi vida que me asfixia o me corta la respiración? En el caso de la diabetes, ¿está mi cuerpo compensando la falta de dulzura en mi vida?
- ¿Cuáles son las ganancias secundarias que obtengo de esta enfermedad?

los mecanismos por los cuales el estrés afecta los órganos físicos. Lawrence LeShan considera que existe un tipo de personalidad relacionado con el cáncer. George Vaillant describe cómo los individuos que utilizan estilos inmaduros de enfrentar la vida (negación, dramatización...) se enferman con más frecuencia. Gerber, en su libro "Curación Energética" dice: *Es posible que la clave para el tratamiento de esos estados recurrentes (de enfermedad) no sea la sencilla 'chapuza' de una solución física, sino que estribe en corregir los patrones organizadores de energía que dirigen la expresión celular de esa disfunción.* También recordemos cómo se sabe ahora que las tareas del cerebro incluyen funciones inmunorreguladoras y también que el sistema inmune tiene funciones sensoriales.

La medicina ha evolucionado hacia la comprensión de un cuerpo dinámico, cuyos órganos se comunican entre sí, que se regula a sí mismo y es capaz de autorregenerarse.

EL LENGUAJE DEL CUERPO

¿Para qué nos enfermamos? Esta pregunta corresponde a la era inaugurada por la psiconeuroinmunología.

Si postulamos que el señor Ruiz sufre de hipertensión para "solucionar" una crisis conyugal crónica, muchos nos mirarán con sorpresa e incredulidad. Sin embargo, la ciencia se acerca cada vez más a este tipo de explicaciones, que obligan a una práctica médica diferente a la biologicista, que ha predominado hasta ahora.

Hemos insistido en que nuestro cuerpo es multidimensional, y que la alteración de su equilibrio se manifiesta en cada dimensión de una manera peculiar. Las emociones tienen una correspondencia en lo físico o molecular; un estado emocional se acompaña también de ciertos pensamientos, y nuestro espíritu se expande o se achica de acuerdo con los pensamientos que anidamos. Pero estamos acostumbrados a establecer una relación causal, a decir que nuestras emociones nos enfermaron o que nuestros pensamientos causan ciertas emociones, cuando lo que ocurre es que existe una simultaneidad de fenómenos. Los síntomas físicos y emocionales son los más evidentes, y por eso nos concentramos en ellos.

La medicina está comprobando que "la infelicidad atrae a los virus", y hemos explicado cómo el funcionamiento del *sanador entrañable* se altera por el estrés. Inquieta saber el porqué un individuo sufre determinada patología, y no otra, y se enferma en un preciso momento. Aunque no hay respuestas contundentes, ofrezco algunos elementos que seguro van camino de la respuesta.

La medicina psicosomática empezó señalando una relación simbólica entre enfermedades como la dermatitis, artritis y gastritis con la represión de emociones agresivas, que se manifiestan en distintos niveles: desde el más superficial (emociones "a flor de piel") hasta el más profundo (emociones que hacen un "nudo en el estómago" o "devoran las entrañas").

Conocí un cirujano que en la plenitud de su carrera sufrió de artritis ¿Para qué se enfermó? Pocos años después de su diagnóstico y de una búsqueda pertinaz de soluciones no medicamentosas, rehízo su vida, elaboró su duelo (no podía continuar siendo cirujano) y ¡encontró que la enfermedad sanó su vida! Estaba feliz de haber dejado el trajín estresante que le impedía realizarse como persona, ahora tenía una vida significativa, se había convertido en médico naturista y sus relaciones familiares eran más armónicas.

Una pequeña niña anoréxica criada por una abuela muy controladora fue traída un día a mi consulta. Después de explorar su problema de apetito con la familia y darme cuenta de que aceptaba alimentos con facilidad en la casa del vecino, llegamos a la conclusión de que se negaba a comer para poder asumir un cierto grado de autonomía frente a su cuerpo, para contrarrestar el control que otros ejercían sobre ella. Algunos cambios en las relaciones familiares trajeron la mejoría.

He visto cómo los accidentes de los adolescentes permiten, con frecuencia, el replanteamiento de las relaciones parento-filiales. Un caso de un paciente psiquiátrico, que desarrolló una crisis psicótica para alimentar sus esperanzas irracionales de superar una fibrosis quística, me permitió entender cómo el delirio de un hombre que en su sano juicio poseía una lógica notable, le concedió una opción que era imposible en el mundo real. Siendo un enfermo crónico, este paciente cometió dos intentos de suicidio, dispuesto a entregar su vida, para que quienes lo cuidaban pudieran vivir con más plenitud la suya.

No es casualidad. Si el profesional de la salud se pregunta "para qué", podrá incluso prever qué tipo de patologías desarrollará un paciente.

En un marco sistémico y dinámico es sencillo entender no sólo que un miembro enfermo afecta a toda la familia de una u otra manera sino que, además, este individuo es el síntoma con que el circuito de retroalimentación del sistema "familia" está informando sobre algún desequilibrio existente. En otros casos, la enfermedad de un individuo puede estar jugando un papel homeostático que no se logró de una manera saludable. Para entender los síntomas, un buen comienzo es responder las preguntas que se plantean en el cuadro 6.

Algunas de estas preguntas han sido inspiradas por el libro "La enfermedad como camino", de Dethlefsen y Dahlke, que recomiendo como excelente lectura para quienes quieran conocer con mayor profundidad este tema. Sé que no siempre estamos listos para este escrutinio. Según como se formulen, la gente que se hace estas preguntas o que las escucha por primera vez se resiste. Puede sentir que se la está acusando de fingir la enfermedad o de causársela. Pero no hay fingimiento ni culpa. La mente se ha hecho cuerpo para transmitir un mensaje que se puede entender con claridad si ponemos atención. No quiere decir que nos causamos la enfermedad sino que el cuerpo multidimensional necesita solucionar sus fricciones y se expresa, habla. Nos dice que hemos aplazado la solución de determinado conflicto al nivel que se originó (mental, espiritual o emocional) y ahora se manifiesta en lo físico, donde podemos poner suficiente atención para resolverlo. Conociendo las respuestas, podemos comenzar a utilizar y estimular el potencial autocurativo del cuerpo.

REIKI,
OTRA FORMA DE SANAR

UN CAMINO PARA TODOS

La palabra japonesa "reiki" está compuesta por dos vocablos: Rei, que significa "energía vital universal" o fuerza de la creación, y Ki (o Seiki), que se refiere a la energía que anima a cada ser viviente (el Qi o Chi de los chinos, Prana para los hindúes). Cuando Rei y Ki fluyen en armonía, nuestra salud física, mental y espiritual es óptima. Entonces, "reiki" significa *nuestra conexión con el universo, nuestra restitución al todo*. Los bloqueos al flujo de la energía que ocurren en cualquier dimensión de nuestro ser (física, mental o espiritual) se manifiestan en forma de síntomas o enfermedad.

En reiki, el practicante encauza energía universal hacia otra persona con la intención de ayudarla a sanar en todos los niveles de su existencia. Como dije antes, sanar no es sólo la desaparición de un síntoma sino la completa resolución de las causas de enfermedad. Esto implica un proceso de evolución personal.

Es principio general del reiki, como el de otras disciplinas que incluyen sanación energética, que la energía vital nutre los órganos y las células, y cuando su flujo es bloqueado o impedido, el cuerpo no puede continuar funcionando bien. Encontramos similar concepción en la medicina tradicional china, en varias disciplinas que se practican en Japón, en la sanación pránica, sanación esotérica y en el Ayurveda.

Los practicantes pueden colocar sus manos sobre el aura o entrar en contacto con el cuerpo de la persona que recibe el tratamiento para ayudar a despejar el flujo del Ki, induciendo una profunda relajación y la restauración del equilibrio perdido. Los efectos no se limitan a la esfera física. Como somos cuerpos multidimensionales, el reiki nos afecta a todo nivel. Véase el paralelo con lo que mencionamos antes: cuando se entorpece la comunicación molecular entre los órganos del cuerpo, éste no puede funcionar bien. Los genes, en el núcleo de nuestras células, producen las sustancias (péptidos) encargadas de la comunicación entre los órganos. Existe, pues, una correspondencia en los niveles sutiles o energéticos (emocional, mental y espiritual). Los efectos del reiki son duraderos si la persona que recibe se compromete a un proceso de transformación.

Una sesión constituye una experiencia muy placentera y relajante, y de gran ayuda en casos de urgencia porque alivia el dolor, tranquiliza o, incluso, detiene el sangrado, pero el proceso de cambio es nuestra responsabilidad. Reiki es el inductor. Si tengo un dolor de cabeza me lo aliviará, pero si es causado, por ejemplo, por el exceso de cafeína que pongo en mi cuerpo, la molestia seguirá apareciendo hasta que haga los cambios necesarios.

Algunas de las personas que quieren experimentar una sesión de reiki, aunque no lo expresen, tienen la expectativa de un milagro. Éstos ocurren, es cierto, pero la persona debe dar un salto cualitativo para que se produzcan: cambios en su actitud, sus pensamientos y su comportamiento. Éstos se irán acumulando hasta el preludio del clímax. En este momento, la persona estará abierta a las energías que la rodean, y permitirá la ocurrencia del milagro. El reiki y la guía del maestro juegan un papel facilitador definitivo.

Durante varios años he invitado a familiares, amigos y conocidos, en particular a los estudiantes de reiki, a examinar qué conceptos de salud y enfermedad enmarcan la relación con nuestro propio cuerpo. Insisto en que no esperen milagros, pues nada sucede hasta que el "recipiente" no está listo. Ningún cambio se da si no hay voluntad de transformación (un empeño que muchas veces trasciende la conciencia) o valor para aceptar lo que no podemos cambiar. Aunque se exprese el deseo de cambiar hábitos y actitudes, hay condicionantes que interfieren. También se puede manifestar escepticismo y resistencia, y, sin embargo, niveles más profundos de la conciencia ya están impulsando los cambios necesarios para permitirnos avanzar.

MIKAO USUI (1865-1926), FUNDADOR DEL REIKI

Para efectos prácticos, nos limitaremos a hacer una breve reseña basada en lo que aprendí de María Adelina Sastre, la maestra española perteneciente a la escuela RAM (Reiki Academia del Mediterráneo), quien en Cartagena, como conté al principio, me inició en los niveles I, II y III —estos dos últimos niveles corresponden a lo que la escuela tradicional presenta como nivel II— y de Beatriz Eugenia Cárdenas, la maestra colombiana que me inició a la maestría. Además, he tomado algunos datos de fuentes que me parecieron fidedignas. Al final del libro se ofrecen algunas referencias para quienes deseen profundizar. En torno a la vida de Usui, se mezclan la historia y la leyenda, y según Maureen J. Kelly, autora de "Reiki y el Buda de la Sanación", hay en su historia niveles simbólicos y metafísicos que proveen una guía para el camino espiritual.

Durante una epidemia de cólera, Mikao Usui cayó víctima de la enfermedad y tuvo una experiencia cercana a la muerte. Entendió que su propósito en la vida era crear un sistema de sanación que beneficiara a toda la humanidad, utilizando conocimientos antiguos y modernos. En ese entonces, Usui pertenecía a una familia budista de la secta Tendai que no aceptó su experiencia reveladora. Expulsado de su secta, se acogió entonces a la tutoría de Watanabee, un bonzo[43] de la Escuela Shingon con el que estudió métodos de sanación del budismo esotérico.

Se dice que Usui siempre andaba a la búsqueda de manuscritos antiguos y fue así como encontró el tantra[44] del "Relámpago que sana el cuerpo e ilumina la mente". Estaba escrito en japonés antiguo con anotaciones en chino, idioma que Usui estudió para poderlo entender mejor. Este tantra, que al parecer pertenecía a una antigua rama mística del hinduismo, presentaba un método de sanación completo derivado del budismo esotérico tal como se practicaba en Tíbet, incluyendo la manera de invocar a un ser superior que concedía el don de la sanación. Usui practicó por su cuenta hasta sentir que no podía avanzar más. Por consejo del abad de su monasterio, decidió irse a ayunar y meditar al monte sagrado Kurama en busca de iluminación. En el día veintiúno de ayuno, Usui vio una luz brillante en el horizonte que se movía hacia él. Cuando la luz lo envolvió, le fueron revelados los símbolos y mantras necesarios para poner en práctica lo aprendido en las escrituras que había estudiado.

---

[43] Del japonés 'bonsa', significa "monje budista".
[44] Tantra: escritura hindú o budista. Sutra: precepto que resume enseñanza védica. Veda: enseñanzas sagradas hindúes.

Con la disciplina que caracteriza a un budista, después de siete años de práctica intensiva, Usui creó una escuela y un centro de tratamiento y empezó a iniciar a otros en reiki. En su experiencia temprana sanando a pordioseros se dio cuenta de que se producían curaciones impresionantes, pero los mendigos sentían todo lo contrario al agradecimiento. Ellos no estaban dispuestos a tomar responsabilidad sobre su vida o su salud. Usui comprendió que sólo estaba reforzando los patrones que caracterizan al pordiosero: *recibir sin dar nada a cambio.* Algunos incluso se enojaron con Usui, y él se preguntó si ese enojo se debía a que había interferido en sus procesos. Tal vez les había administrado reiki no tanto para sanarlos como para validar la efectividad del método que estaba fundando. Esta constante disposición de aprendiz, lo mismo que su inclinación a la humildad, nos sirve de ejemplo y nos motiva a reflexionar no sólo sobre cierta tendencia a controlar a otros a través de nuestra generosidad sino también sobre a quién se le administra reiki y en qué circunstancias.

En 1922, Usui creó la sociedad Usui Reiki Ryoho Gakkai y se constituyó como su primer presidente (hay autores que afirman que la sociedad fue creada después de la muerte de Usui y se le nombró presidente honorario póstumo). Esta sociedad parece haberse dispersado a raíz de la ocupación de Japón por los aliados, al final de la Segunda Guerra Mundial, pero hay autores que aseguran que aún existe y gracias a ella se han podido recobrar datos de la historia y práctica del reiki tal y como Usui la realizaba (incluyendo un corto manual de instrucción publicado por Frank Arjava).

En 1923, un terremoto devastador afectó a Tokio y áreas circundantes. La mayor parte del centro de la ciudad fue derruido o destruido por el fuego. Cerca de ciento cuarenta mil personas murieron. En respuesta a esta catástrofe, Usui y sus estudiantes ofrecieron reiki a un sinnúmero de víctimas. A raíz de su participación, Usui recibió el Kun San To del emperador, una distinción muy alta que se otorga a quienes han realizado un trabajo honorable. Su fama se extendió por toda la región, y otros sanadores prominentes y médicos solicitaron ser sus discípulos.

Chujiro Hayashi, quien estudió con Usui desde 1922, fue uno de sus primeros alumnos no budistas. Era un cristiano metodista con creencias muy arraigadas y no estaba muy abierto al carácter esotérico de las prácticas de Usui. Utilizó lo aprendido de su maestro para abrir su propio centro de sanación en Kyoto. Hayashi reemplazó parte del formato de lo enseñado por Usui y creó un sistema de grados o niveles. También se le atribuye a

Hayashi el desarrollo de un protocolo para el uso de las manos, que parecía más apropiado para el uso clínico. Hayashi exigía a sus estudiantes que practicasen como voluntarios antes de ser iniciados al siguiente nivel.

En tiempos de la Segunda Guerra Mundial, la señora Hawayo Takata, quien fuera sanada por Hayashi y sus alumnos varios años antes, fue iniciada al reiki por Hayashi. Ella y su nieta Furumoto, introdujeron el reiki en EE.UU., y en los últimos veinte años esta práctica se ha generalizado en las Américas.

LOS PRECEPTOS DEL REIKI

Casi todas las religiones, prácticas espirituales y escuelas de pensamiento parecen estar de acuerdo en que el principio que reunifica es el amor, emoción contraria al temor, que es el origen de la ira y la preocupación. Nos referimos al amor incondicional e impersonal, que no genera apegos ni requiere retribución.

Además de promover un culto a un ser superior, una religión compila ciertos hábitos de vida y los convierte en normas que buscan facilitar la convivencia armónica entre los hombres, de los hombres con la naturaleza y de los hombres consigo mismos. El Antiguo Testamento, la Torá o el Corán, que son recopilaciones de la tradición oral transmitida de generación en generación, abarcan normas de conducta, convivencia e higiene que garantizaron, en su momento, la supervivencia de los pueblos. El psicoanalista Carl Jung afirmaba que las religiones son sistemas psicoterapéuticos, y yo agregaría que lo son cuando se practica lo que se predica.

Usui simplificó para sus estudiantes no budistas un conjunto de preceptos procedentes del budismo japonés, que se usaban ya alrededor del siglo IX d.C. El reiki no es una religión ni sienta una doctrina. Los preceptos son normas de vida que, como dice Usui, invitan a la felicidad.

Los preceptos son un primer peldaño en el logro de la sanación espiritual; se refieren al desarrollo moral, que implica evitar causarse daño a sí mismo y a los demás (de pensamiento, palabra y obra). Los preceptos constituyen una guía para aprender a acallar la mente y alcanzar el grado de concentración necesario para el logro del conocimiento intuitivo. El desarrollo moral, mental y de conocimiento se desenvuelven simultáneamente, pero su intensidad depende del desarrollo espiritual de cada persona. Los budistas han predicado el sendero del medio, una forma de vida en la cual los preceptos no se adoptan como imposición externa. Se examinan, se incorporan y se practican sin convertirse en normas restrictivas. Los seres humanos tendemos a irnos de un extremo al otro. Cuando tratamos de corregir un exceso, cometemos el exceso contrario. La superproducción frente a la escasez, el libertinaje frente a la represión, el control frente a la negligencia... Los preceptos son una guía, no tienen por qué implicar el temor a ser castigados; se siguen por el valor intrínseco de los mismos, existente en el seguimiento de determinada acción. Quien decide seguir un camino espiritual, desarrolla una disciplina autoimpuesta sin mortificarse, buscando la "purificación". Un camino espiritual no tiene por qué implicar adoración, oraciones ni castigos. Los preceptos se estudian no para memorizarlos sino para acomodarlos a nuestros propios principios. Construir los cimientos que guían nuestra vida es tarea individual. La rigidez no existe en el camino del medio. Se siguen los preceptos para lograr vivir en armonía con el universo. Quien alcanza esta armonía se sentirá protegido en medio de miserias y calamidades porque comprenderá que todo evento en la vida es perfecto como experiencia de aprendizaje.

En el cuadro 7, ofrecemos los principios que aparecían en el manual que Usui daba a sus estudiantes, tal como han sido publicados en el libro de Frank Arjava "The Legacy of Dr. Usui" [El Legado del Dr. Usui].

INICIACIÓN AL REIKI

El reiki puede ser utilizado como un instrumento de autoconocimiento y crecimiento personal y también como una manera de apoyar la sanación de otros. Una de sus peculiaridades es que el practicante puede imponerse las manos a sí mismo. Puede describirse como el uso de la energía universal, una energía inteligente que produce el efecto que el cuerpo necesita. Es la energía inteligente estimulando la inteligencia del cuerpo. Si un síntoma no es aliviado con reiki es porque se trata de una alarma del organismo que requiere ser atendida.

A mi vecina se le cayó un pesado objeto sobre el pie, yo le administré reiki por varios minutos sobre el dedo dolorido, y el dolor desapareció casi por completo. Sin embargo, minutos después reapareció. Una falange estaba fracturada, y el dolor le alertaba de la seriedad del trauma. Esto le permitió tomar medidas necesarias para inmovilizar su pie y contribuir a su pronta recuperación.

CUADRO 7. LOS PRINCIPIOS DEL REIKI

SHOUFUKU NO HIHOO	EL MÉTODO SECRETO PARA CONVOCAR LA FELICIDAD
Manbyo no ley-yaku.	La medicina maravillosa para todas las enfermedades (del cuerpo y del espíritu).
Kyo dake wa.	Sólo por hoy:
1. Okuru-na.	1. No te enojes.
2. Shimpai suna.	2. No te preocupes.
3. Kansha shite.	3. Demuestra tu aprecio (Sé compasivo).
4. Goo hage me.	4. Trabaja honestamente (en tí mismo).
5. Hito ni shinsetsu ni.	5. Respeta a los demás (Sé humilde).
Asa yuu gassho shite, koko-ro ní nenji, kuchi ni tonaeyo.	Por la mañana y por la tarde, siéntate en posición gassho (con las manos juntas en frente del pecho, como en posición de oración, un poco más arriba del corazón) y repite estas palabras en voz alta y desde el corazón.
Shin shin kaisen, Usui Reiki Ryoho.	(Para la) mejora del cuerpo y el espíritu, Usui Reiki Ryoho.
Chosso Usui Mikao.	El fundador, Mikao Usui.

Reiki actúa de forma global, aunque se aplique sobre una parte del cuerpo; sin embargo, las manos se imponen por lo general en los lugares afectados o en la proximidad de la región lesionada.

El maestro inicia al estudiante mediante un sencillo ritual. Con el uso de símbolos trazados sobre el aura, le "abre los canales" o produce un "alineamiento de los chakras". A partir de este momento, que se conoce como Iniciación, el estudiante se convierte en receptor-emisor de energía universal para toda la vida.

La energía de reiki es neutra y actúa siempre, independientemente de cualquier tipo de creencia, religión, cultura, edad, estudios o experiencia. Según como lo conocemos en América, reiki se aprende en tres niveles:

Nivel I: se centra en el nivel físico de la existencia. Hace énfasis en un proceso de conciencia del propio cuerpo. Durante este curso, se practican tres protocolos para el uso de las manos: autotratamiento, tratamiento de emergencia y tratamiento completo.

Nivel II: se concentra en los niveles mental y espiritual. Se aprenden tres de los cinco símbolos y también a administrar tratamientos a distancia.

Nivel III: iniciación al camino de la maestría, entendiendo que ésta es sobre sí mismo, no sobre los demás, y que no existe ningún curso, por completo que sea, que nos otorgue maestría. Ésta, si se alcanza, es producto de un trabajo serio y honesto con nosotros mismos. En este nivel se transmiten los otros dos símbolos. Si el iniciado así lo desea, hay unos pasos más que deben seguirse para convertirse en instructor. Cada maestro define sus requisitos.

Como la energía universal es inteligente y no cabe dentro de las categorías de tiempo ni espacio, no parece importar en qué momento se reciba la iniciación. Si el estudiante aún no está listo para el siguiente nivel, la energía del correspondiente nivel quedará almacenada en los cuerpos sutiles hasta que le llegue al iniciado el momento de acceder a ella. La mayoría de maestros son inquietos buscadores del conocimiento y vienen de otras disciplinas o continúan explorando formas de sanación energética que han incorporado a sus prácticas de reiki. No existe, por lo tanto, uniformidad en la manera de estructurar los cursos. No creo que deba haberla.

SEMINARIOS DE REIKI

Comienzo una clase esgrimiendo dos argumentos para sustentar que reiki no se enseña. Esto genera una cierta incomodidad. Al fin y al cabo, los estudiantes se han matriculado para aprender y eso es lo que esperan obtener de mi seminario. Explico que, en primer lugar, reiki no es una doctrina que pueda enseñarse ni una técnica en la que uno pueda instruir al otro. Mis clases sí incluyen la práctica de la postura de manos, ejercicios de meditación y relajación, información sobre la estructura energética del cuerpo humano y consejos para llevar una vida saludable en el cuerpo y en el espíritu. Pero esto no es reiki. Y sería demasiado ambicioso pretender que con la información compartida en unas pocas horas se logre dominar la meditación o la visualización o cortar de tajo hábitos de décadas. Incluso las posturas de las manos se olvidan con facilidad si no se practican con frecuencia y, si se hace, con el tiempo terminan reemplazadas por las que nos dicta la intuición.

Todos hemos asistido a conferencias, cursos y talleres. Lo común es que el material impartido en esos eventos "entre por un oído y salga por el otro", con excepción de aquéllos que son vivenciales y que podemos después incorporar a nuestra vida diaria o profesional. Entonces advertimos que las experiencias, prácticas y reflexiones sí conducen a un proceso de aprendizaje verdadero. Porque aprender, como ya se dijo, implica un cambio definitivo en nuestra visión, actitudes o nuestro comportamiento.

El segundo argumento que esgrimo lo he defendido durante años como educadora: nadie enseña a nadie. *El conocimiento está en la comunidad, no en el experto,* decía el psicoterapeuta y educador Carlos Rogers. Es el fruto de la experiencia individual y colectiva acumulada, reside dentro de nosotros y no es de orden racional o intelectual. La labor del profesor, del maestro o del instructor es ayudar en la excavación del pozo hasta dar con el aljibe donde ese conocimiento se acumula. No más. En adelante, el estudiante podrá beber cuantas veces lo requiera. Si el conocimiento aún no está ahí, sólo el que aprende puede ponerlo. El profesor sí puede contribuir a la ambientación de una experiencia que conduzca al aprendizaje, por eso cuenta historias, habla de sí mismo, escucha, se interesa por el estudiante, hace reír e introduce ejercicios que inquietan; y juega un rol inspirador. Nuestras experiencias ejemplifican y sirven de modelo, a veces positivo, a veces negativo. Con frecuencia, la labor más importante de nuestro discurso es ayudar al otro a desaprender los comportamientos, actitudes y creencias que lo limitan.

Me gusta estructurar las clases como si fueran retiros espirituales, un espacio donde el estudiante está primero que nada consigo mismo, un ambiente que se percibe como seguro y confidencial para que todos participen.

Es muy común en una clase, mientras se desarrolla un ejercicio o se practican las posturas de las manos, que la gente mire a los demás y pregunte si lo está haciendo bien. Estamos tan acostumbrados a evaluar, a dividir lo que hacemos en correcto/incorrecto, bueno/malo, bonito/feo... que nos olvidamos que cada manera de hacer las cosas es única y que no podemos, no debemos, compararnos contra un parámetro externo. El hermoso poema Desiderata dice: *Si te comparas con los demás, te volverás vano y amargado, pues siempre habrá personas más grandes y más pequeñas que tú.*

Además, el mapa no es el territorio. No es el protocolo de la postura de manos lo que hace efectivo al reiki. No es la memorización de los ejercicios que se recomiendan para subir la frecuencia vibracional o de la información que se comparte lo que hace al practicante. En ocasiones, lo que el maestro u otro participante dicen o hacen molesta al estudiante. Este enojo es un umbral que es bueno cruzar, pues constituye, por lo general, el reflejo de una resistencia al cambio de la que el estudiante no es aún consciente. Hasta que no la entiende, procesa y supera, es posible que el estudiante eluda al maestro. Nuestro intelecto nos da tantas disculpas como queramos para explicar nuestros enojos y resistencias. Nos situamos como víctimas en lugar de asumir la actitud de aprendices. Pero sólo siéndolo podremos llegar a ser guerreros, "hombres de conocimiento", según Don Juan, indio yaqui y maestro de Carlos Castaneda.

Un maestro de reiki puede, con su metodología, reavivar el aprendiz interior y estimular la inquietud por la vida. Para ello debe ser consciente de las posibles experiencias previas de quien acude a aprender y de sus propias tendencias autoritarias.

Cuando la vida me pone en posición de mentor, me da la grata experiencia de testimoniar el descubrimiento de otra persona, su sorpresa al descubrir lo que tiene dentro, lo mucho que sabe, lo que es capaz. Los que me conocen han reforzado esa manía mía de hacer preguntas que conducen al pozo del conocimiento: ¿Cómo resolverías ese problema? ¿Qué otras alternativas le ves a la situación? Si tú fueras a desarrollar esa iniciativa, ¿cómo comenzarías? Si quieres transmitir la experiencia que has tenido con este saber o esta técnica que dominas, ¿cómo diseñarías un seminario? ¿Cuántas horas necesitarías para compartir lo que sabes? ¿Cuáles serían tus objetivos pedagógicos? ¿Cómo convertirías esa idea en realidad? ¿Cómo sería tu vida si no estuviera dominada por ese pensamiento?

Estas simples preguntas se convierten, por ejemplo, en un marco filosófico, un esbozo de programa y, al final, en un seminario que la persona dicta con éxito. O en cambios fundamentales en la relación de una pareja. O en el desarrollo de una iniciativa que no se creía posible sacar adelante. El descubrimiento de nuestras posibilidades nos abre caminos insospechados.

La ventaja del estudiante adulto en general, y del de reiki en particular, es que acude al maestro por su propia voluntad. Eso hace que esté abierto al aprendizaje, pero éste no está limitado al aula de clases ni culmina al recibir el certificado que prueba que hemos completado el curso. Es un proceso constante.

La iniciación que se produce en una clase de reiki es similar al momento en que una batería recibe una carga para poner en funcionamiento un motor. Una iniciación es un momento íntimo, místico y único. Un momento alquímico. Se dice que los alquimistas se dedicaban a encontrar la forma de transmutar metales "impuros" o "innobles" en oro y plata. Las corrientes esotéricas de pensamiento consideran esto como una metáfora de la transformación del espíritu. El oro es el metal puro por excelencia, notable por su brillo, por ser dúctil, maleable e inoxidable. El plomo es blando, denso, de aspecto sucio, se empaña al contacto con el aire por formación de óxido, se derrite con facilidad a causa del calor y no es estable. La tarea del espíritu es transformar nuestro plomo en oro. Porque en la naturaleza existe este movimiento constante de transformación. En la obra "Toque de Alquimia", que data del siglo XVI, Richard Stanihurst dice: *...el fuego y el agua son tan contrarios elementos, con todo, se pueden, por sus grados, convertir el uno en el otro. Porque la llama se convierte en humo, el humo en aire, y este aire, resolviéndolo, se torna en agua.*

En el mundo de hoy, cuando nuestra comprensión de los fenómenos físicos y químicos ya no está basada en el sentido común dictado por la simple observación de los fenómenos sino en el examen minucioso, microscópico y en la prueba experimental, la ciencia nos da argumentos para rebatir esa observación de hace cinco siglos. Podemos decir que no es el fuego el que se convierte en humo sino que la materia que ha ardido se transforma en gases, por ejemplo. Sin embargo, la descripción anterior corresponde a una visión dinámica del mundo, similar a la usada por los chinos en su forma de entender la relación entre los cinco elementos: tierra, fuego, madera, metal y agua. Una visión dinámica, que de puro analíticos hemos perdido.

El Kybalión dice: *La mente, así como todos los metales y demás elementos, pueden ser transmutados, de estado en estado, de grado en grado, de condición en condición, de polo a polo, de vibración en vibración.*

Cuando alguien se decide a tomar un curso de reiki, está abriendo una puerta que lo conduce a una transmutación. Está considerando, incluso de modo inconsciente, empezar un nuevo camino para el cual necesita proveerse de los recursos necesarios y recibir la información básica.

Ésta es la función esencial que cumple el seminario o curso de reiki. Mikao Usui fundó este sencillo método de sanación para dejárselo como legado a la humanidad. Quiso que todos tuvieran acceso a él, como pacientes o como practicantes. Por eso, las clases se presentan de tal manera que todos tengan el privilegio de recibirlo. Los seminarios son, a lo sumo, un momento que pretende inspirar al iniciado para que comience un proceso de transformación entregándole una herramienta invaluable. Al elevarse la frecuencia de vibración del iniciado, entra en resonancia con la energía universal y puede usar dicha energía en su propio beneficio y en el de otros.

PRÁCTICA DE REIKI

Distintos maestros de reiki han creado sus propios modelos sobre cómo aplicar las manos al cuerpo. La mayoría de los libros contienen ilustraciones o fotos que ayudan a recordar estas posiciones. Cuando se aplican las manos, los dedos deben juntarse y formar una concavidad para concentrar la energía que sale por un chakra secundario localizado en el centro de la palma. En otras ocasiones, puede aplicarse con la punta de los dedos, como en un dolor de oído o en la congestión nasal. Mikao Usui aseguraba que la energía era emitida por todo el cuerpo, en especial a través de las manos, los ojos y la boca. Él imponía las manos sobre la piel o el aura, masajeaba, percutía, concentraba su mirada o soplaba sobre el área que estaba tratando. Ya hemos visto que esta idea puede sustentarse en el hecho de que emitimos biofotones, energía magnética, infrasonido o, en otras palabras, vibraciones de distintas frecuencias.

En una ocasión administré reiki a una amiga que había sido iniciada al primer nivel. La habían sometido a una cirugía abdominal pocos días antes y estaba inflamada y dolorida. Tanto mi mano como su abdomen se pusieron muy calientes, pero ésta es una de las sensaciones que uno por lo común tiene cuando trata áreas inflamadas, una sensación que invita a dejar las manos un tiempo más prolongado en esa parte del cuerpo. Después de varios minutos, no sólo ella reportó una notoria mejoría de sus molestias, yo también me sorprendí al percatarme de que mi propia mano se aliviaba de un dolor que había estado mortificándome por varios días. Aunque es común la experiencia de beneficiarse mientras uno la transmite, en esta ocasión era muy claro que estaba recibiendo energía desde el abdomen de mi amiga. El principio de "dando es como recibimos" se hace muy claro con reiki.

Yo no sigo siempre el protocolo de las manos aunque me parece útil demostrarlo, pues ofrece un buen punto de partida al principiante. Combino reiki de todos los niveles, aplico símbolos, visualización, percusión, todo lo que se me ocurra en ese momento, le vea lógica o no, porque confío en mi intuición. Creo que es importante dejarse guiar por el impulso de llevar las manos a distintos lugares del cuerpo y dejarlas allí por el tiempo que parezca adecuado. Yo generalmente empiezo un tratamiento con las posiciones de la cabeza y después ya me olvido del protocolo. Me parece cierto que "la práctica hace al maestro", aunque en el caso del reiki no es una técnica lo que se desarrolla sino una conexión con un algo intangible que nos guía en nuestro hacer. Ese algo puede ser interno o externo, o ambos, pues estamos trabajando desde esa totalidad de la que hemos hablado. Algunos maestros sostienen que existen guías o maestros espirituales que nos acompañan cuando administramos un tratamiento. En unas pocas ocasiones, he encontrado que la persona que recibe siente más de un par de manos tocándola.

Después de recibir cada iniciación, de primero, segundo o tercer nivel, es importante administrarse al menos dos tratamientos de reiki al día por un mínimo de tres semanas. Esto permite no sólo afianzar el aprendizaje y crear un hábito sino también vivir un proceso de desintoxicación energética (a veces se manifiesta en lo físico) que restablece el equilibrio y la armonía del cuerpo. Son unos pocos minutos que aprendemos a dedicarnos a nosotros mismos. Una pausa que nos ayuda a tener una vida más rítmica. En mi experiencia, el tratamiento diario me permite recargar la fuerza vital (las "baterías") y estimula el crecimiento del espíritu, contribuyendo a incrementar la consciencia. Esa consciencia que nos pone en contacto íntimo con nuestros verdaderos sentimientos, nos habla de nuestros más secretos propósitos, nos permite crecer como personas. Es un tipo de conocimiento que no puede adquirirse en ningún libro, es el fruto de una experiencia vital.

Después de las primeras tres semanas, se puede comenzar a administrar tratamientos a otras personas. Un tratamiento completo dura cuatro días con sesiones de una hora, dejando las manos de tres a cinco minutos en cada posición. En condiciones crónicas o de difícil resolución, el tratamiento puede prolongarse por semanas o meses. En casos urgentes, se dejan las manos en el sitio más doloroso tanto como podamos. El sangrado cesa a los pocos segundos, y las heridas sanan más rápido. Se han hecho investigaciones clínicas que lo demuestran (ver anexos).

El reiki no actúa según nuestra voluntad ni la de quien lo recibe sino de acuerdo con la necesidad universal de restablecer la armonía. Las sanaciones "milagrosas" obedecen siempre a una ampliación de la consciencia de la persona, ampliación que la lleva a replantear su forma de vida, sus hábitos y sus relaciones. El reiki se aplica también a personas con enfermedades terminales, y, como actúa a todos los niveles, constituye una gran ayuda en el proceso de aceptación de la experiencia de transición; tranquiliza y produce sedación. Siempre que sea posible, es preferible administrar tratamientos completos (cuatro sesiones de una hora) y un tratamiento especial con las manos sobre las zonas problemáticas. Lo ideal es administrar los tratamientos en una atmósfera tranquila. Es frecuente que los practicantes preparen el ambiente con inciensos, velas y música suave.

Una pregunta frecuente en los cursos de reiki es si la energía de quien recibe puede afectarnos de alguna manera. Sé que los sanadores pránicos dedican gran atención a la limpieza del aura y los chakras de quien es tratado, así como a la propia limpieza de forma simultánea. Los maestros de reiki que conozco o he leído, coinciden en decir que cuando damos un tratamiento estamos trabajando con energía universal, y que esta energía misma nos protege. Mi experiencia es que al empezar un tratamiento entro en un estado meditativo, y al terminar de dar un tratamiento me siento más tranquila, contenta y saludable que cuando comencé. En el proceso de crecimiento personal que comienza con la iniciación es muy conveniente llevar un diario privado en el que se registren con toda la frecuencia que se pueda las sensaciones y experiencias del proceso, lo que permite afianzar el crecimiento, incrementar la consciencia y refrendar nuestros propósitos.

EL MAESTRO

La experiencia parece confirmar que nuestros grupos se configuran de acuerdo con una cierta afinidad, nos sentimos atraídos por quienes recorren caminos parecidos a los nuestros, por maestros capaces de responder a nuestras inquietudes. El concepto de "maestría" tiene un doble significado. Se refiere tanto al arte de instruir como al dominio de un arte o una ciencia. He pasado por la experiencia de preguntarme y oír a otros que se preguntan *¿cómo elegir un maestro?* En el siglo XXI encontramos maestros por doquier, y si somos verdaderos aprendices, haremos de todos los que nos rodean maestros para diferentes ocasiones. Yo estoy de acuerdo con la idea de que el maestro llega cuando estamos listos. Esto no es una casualidad, es una consecuencia. Cuando estamos listos, nuestra percepción se sintoniza con nuestra necesidad, y nos permite descubrir al maestro. En Occidente es infrecuente ver a alguien seguir a un maestro durante toda la vida. La mayoría de maestros son temporales. Pienso que si bien resulta natural crear vínculos estrechos con una persona que nos ha señalado caminos en un momento dado, un verdadero maestro no genera dependencias, induce autonomía.

Los maestros de los que nos habla la historia eran de otro tipo, no instructores. Eran maestros los escritores que se labraban su destino a base de paciencia y perseverancia. Los carpinteros, albañiles o artesanos, que guardaban con celo secretos de su arte y oficio; magnos pintores como Miguel Ángel, que tomaban aprendices. Sabios como Sócrates, que ponían sus mentes inquisidoras al servicio de selectos discípulos. Gurús lejanos que estimulaban el pensamiento con sus preguntas insolubles. Estudiosos cuyo rigor les hacía merecedores de un reconocimiento jerárquico, líderes que veían más lejos que el común de los mortales. Hoy, la gente se hace maestro por internet y se certifica con un diploma, y se hace difícil reconocer a ésos que la vida cotidiana nos ofrece. Para eso es necesario cultivar la actitud de aprendiz. En reiki buscamos un maestro que nos inicia y luego somos invitados a encontrar nuestro maestro interior, que nos guiará en los distintos retos que nos presente nuestro crecimiento personal.

UN SANADOR

En general, se considera que un sanador es aquél que produce milagros, curaciones masivas o hechos espectaculares. Esta popular visión tiene, desde luego, una raíz histórica, pues son seres únicos, como Jesús[45] y sus discípulos, de quienes conocemos la cualidad de sanar mediante la imposición de manos. Se suele creer que la sanación requiere de poderes sobrenaturales y, por lo tanto, no está al alcance de todos los seres humanos. Algunas de estas ideas son reforzadas por espectáculos donde la tarea de un charlatán es facilitada por individuos con personalidades histéricas o histriónicas que son sanadas "milagrosamente".

También se considera que la veracidad de un sanador se ratifica cuando éste tiene percepciones extrasensoriales, clarividencia o telepatía. En realidad no se necesita haber evolucionado espiritualmente para desarrollar estas cualidades y, en cambio, esta perspectiva separa al sanador del común de los mortales, que son entonces concebidos como recipientes pasivos, es-

---

[45] La iglesia católica instruye que, al hacerse hombre, Jesús dignificó la condición humana y nos invitó a reconocer nuestra imagen y semejanza con Dios. Nos "divinizamos" cuando seguimos el camino de vida que nos señaló. Sanamos cuando nos conectamos con la fuente eterna. Sus discípulos eran todos, gentes sencillas que siguieron su camino.

CUADRO 8. AL APLICAR REIKI, CONVIENVE TENER EN CUENTA:

- Lavarse las manos antes y después de los tratamientos.
- Descalzarse (practicante y receptor).
- Mantener los dedos juntos y manos y pies sin cruzar.
- El reiki no sustituye a un tratamiento médico, aunque apoya cualquier terapia.
- Comenzar con una pequeña meditación que permita ponernos en contacto con la energía universal. Muchos utilizamos la visualización de una esfera que emite luz dos metros por encima de nosotros. Vemos cómo esa luz nos rodea y entra a través de la respiración o de la coronilla hasta llenarnos. De acuerdo con las creencias de cada cual, se puede invocar la ayuda de ángeles, guías, maestros o un ser superior.
- Incorporar el reiki en la vida diaria y usarlo como una forma de meditación.
- El reiki nunca perjudica. En algunos casos, una situación crónica desatendida se puede agudizar, obligando al receptor a buscar tratamiento para esta condición.
- Ayuda a parar hemorragias y acelera los procesos de cicatrización.
- Durante la fase de desintoxicación que sigue a cada iniciación, se puede experimentar un aumento de cualquier tipo de secreciones, dolores de cabeza, sudores o diarrea. Con frecuencia, estos síntomas se alivian con el mismo reiki y bebiendo cantidades extras de agua mineral.
- Las quemaduras no deben tratarse con aplicación directa de las manos.
- El practicante de reiki no diagnostica, no pronostica, no prescribe y no aconseja.
- El practicante se ubica al lado izquierdo de la persona que recibe.
- En personas deprimidas, el tratamiento de urgencia y el autotratamiento comienzan en el chakra base y sube hacia la cabeza. Si precisa sedación, en la dirección contraria.
- Para control de emociones, administrar reiki poniendo las manos en el chakra solar por unos minutos.
- El reiki actúa a través de la ropa, los yesos, etc. Pero se recomienda quitarse todas las prendas metálicas. Los metales pueden actuar como antenas que debilitan nuestra energía.
- No es necesario estar en un determinado estado de ánimo o concentrarse en el tratamiento que se está administrando porque el reiki fluye de todos modos. Uno puede hablar o ver televisión mientras da reiki, por ejemplo, pero fluye mejor y tiene mejores resultados cuando hay concentración.

pectadores o testigos. Creo que la mayoría, sino todos, tenemos la potencialidad de contribuir a la sanación de otros. Nuestras vidas afectan otras vidas, incluso cuando no nos lo proponemos, y podemos elegir cómo. Optar entre validar o anular, reforzar o minimizar, aceptar o rechazar... Podemos amar o ignorar, confiar o temer.

Existen quienes creen que la capacidad de sanar depende del tipo de vida que el sanador lleva. Es importante mirar la coherencia de quien se dice sanador. Sin embargo, el sanador también está en el camino, no por fuerza ha arribado. Sólo somos seres humanos. Incluso hay quienes consideran que el sanador tiene que desplegar ciertas credenciales, pues es el conocimiento lo que se valora hoy en día. Entre esas credenciales se inquiere por la escuela que se sigue o el linaje al que se pertenece. A mi modo de ver, esto corresponde a ideas feudales que aún persisten y a la pretensión de continuar manteniendo secretas y restringidas a un grupo selecto ciertas prácticas.

El reiki es un método tan sencillo que nos ayuda a redefinir el concepto de sanador. Usui, en el manual publicado por Frank Arjava, se refiere a la tradición por la cual, cuando alguien descubría una ley secreta, se la guardaba para pasarla sólo a sus discípulos o descendientes y la mantenía a salvo de intrusos. *Sin embargo, en estos tiempos,* dice Usui, y está hablando a comienzos del siglo XX, *la felicidad de la humanidad está basada en el trabajo conjunto y el deseo de progreso social.* El reiki no puede ser comparado con ningún otro método de sanación, dice, siendo muy claro al afirmar que pretende hacer su método público para bien de la humanidad. De esta forma, afirma, todos experimentarán la bendición de lo divino.

Con el reiki todos podemos convertirnos en sanadores. No es necesario abrazar creencias, normas o llevar determinado estilo de vida para practicarlo. Esta práctica de sanación se asume como un camino que andamos a nuestro propio ritmo, y nuestro punto de partida y travesía son únicos. Algunos practicantes sólo usan el método para afectar el cuerpo físico, y el cuerpo es su ruta. Otros lo utilizan para fines sólo espirituales, y algunos más lo encontramos útil en todas las circunstancias.

Una persona que se dedica al reiki, que en la medida en que lo practica alinea su voluntad con la del universo y se involucra sin tregua en un proceso de crecimiento personal, verá como resultado un aumento de su capacidad para estar presente, mayor empatía y capacidad intuitiva. La intuición no es sobrenatural. Nuestros sentidos están recogiendo millares de impresiones a cada instante, pero sólo somos conscientes de una ínfima parte de ellas. Sería demasiado abrumador para nuestro cerebro procesarlas todas. Algunos de esos estímulos son vibraciones, captadas por nuestros cuerpos sutiles, y un número de estímulos físicos son percibidos por nuestros sentidos sin que nos demos cuenta, lo que explica por qué hay personas que bajo hipnosis recuerdan lo que en su vida consciente no pueden. Nuestro cerebro es mucho más eficiente en el procesamiento de datos que cualquier computador construido por el hombre y arroja conclusiones sin que hayamos trabajado la pregunta de modo deliberado. Percibimos las inferencias resultantes como intuiciones o presentimientos, y son acertadas, en la mayoría de los casos, justamente porque no pasaron por la coladera de nuestros prejuicios y creencias.

Hay autores que sostienen que todos los niños nacen con habilidades psíquicas que se atrofian a medida que el adulto las reprime considerándolas demasiado imaginativas. El reconocido psíquico Edgar Cayce sostenía a mediados del siglo pasado que todos podemos cultivar y utilizar esas facultades porque persisten latentes en nuestra alma. Existen quienes desarrollan esas cualidades mediante una práctica disciplinada, unos como parte de su camino espiritual y otros por la necesidad de adquirir control sobre los demás o sobre ciertas situaciones. No se puede medir el desarrollo espiritual o la cualidad de sanador según el desarrollo de la intuición o las facultades extrasensoriales sino más bien mirando su intención.

Un sanador es, repito, un terapeuta, y a éste lo hemos definido como un intermediario en el proceso de sanación. En la medida en que reconozcamos que nuestras acciones y omisiones afectan el curso de las cosas, asumiremos nuestra responsabilidad cósmica y aprenderemos a ser terapéuticos en todas las circunstancias; pero terapéutico no significa restringido a la esfera del terapeuta sino que cada uno de nosotros afecta al otro, de lo cual debemos estar siempre conscientes porque lo que decimos, hacemos u omitimos puede contribuir o no a sanar a otros. Y esto concierne, en especial, a quienes hemos adoptado el camino de facilitar la sanación.

CONÓCETE

La labor terapéutica comienza por saber apreciarnos a nosotros mismos y luego a los demás. El prerrequisito es dejar de hacer comparaciones por las cuales nos disminuimos o crecemos según el valor que damos a otro. Esta manía nace de la tendencia a valorarnos no por lo que somos sino por lo logrado en términos materiales (dinero, fama, posición social). Es importante entender que nuestras fortalezas yacen en la raíz de nuestros logros, pero los logros no son nuestras fortalezas.

En el transcurso del aprendizaje sobre quiénes somos debemos examinar qué nos lleva al camino del terapeuta y por qué elegimos profesiones en las que nuestro rol es cuidar del otro. Es importante hacernos conscientes de nuestros propósitos y razones íntimas. Hace unos quince años, la lectura de las obras de la psicoanalista Alice Miller me animó a mirar la conexión existente entre las profesiones que elegimos y la metáfora que define nuestra vida, una alegoría inspirada tal vez por nuestra principal carencia, por el problema que no hemos podido solucionar.

Algunos ejemplos para ilustrar nuestras metáforas: abogados cuya vida toda parece estar centrada en acusar o en defender a sus familiares; jueces que se dedican a buscar justicia o juzgan sin tregua a todo conocido; médicos que han jugado siempre el rol de sanadores en sus hogares o viven en función de sus propios estados de salud y enfermedad; personas dedicadas a la informática cuyo mayor problema es la incapacidad para comunicarse; vendedores para los que la vida es una sala de ventas y esperan sacarle comisión a cada situación; artistas que ponen todo su esfuerzo en plasmar en el lienzo o el papel un orden que no existe en sus propias vidas; negociantes que se dedican a comercializar su idea del mundo a los demás; arquitectos que siempre están construyendo o reconstruyendo su propia vida o la de quienes los rodean. Además, vivimos en una cultura caracterizada por roles codependientes, en lugar de una sana interdependencia. Constituimos casi a diario díadas salvador/rescatado que se manifiestan entre esposo/esposa, mamá/hija, terapeuta/cliente, doctor/paciente... El "salvador" estimula la

CUADRO 9. ALGUNOS CUESTIONAMIENTOS BÁSICOS

- Cuando nos hacemos practicantes de reiki (u otra práctica que implique la sanación energética o espiritual), ¿qué nos mueve? ¿Cuál es nuestro norte?
- ¿Qué clase de práctica hacemos? ¿Cómo la definiríamos?
- ¿Cómo y por qué perdemos de vista que nuestro objetivo es trabajar en nuestra propia sanación y contribuir a la sanación del otro? ¿Cómo recuperamos ese objetivo?
- ¿Qué es ética para mí? ¿Qué es moral?
- ¿Qué es coherencia?

dependencia, no de modo consciente, ofreciendo soluciones, prescripciones, consejos y ayuda. El "rescatado" estimula el heroísmo del otro manteniendo constante su incapacidad, necesidad o enfermedad. Es una forma compensatoria de validación en la cual el mundo puede desmoronarse en cualquier momento porque depende de algo externo que no puede controlarse, lo cual explica por qué en el rol codependiente se tiende al control y la manipulación. Se manipula con el consejo y con el dolor. Se controla con el amor y con la debilidad.

Intuyo que estamos comenzando a movernos hacia algo nuevo, lleno de posibilidades. Nuestros primeros intentos por alcanzar la emancipación suenan un poco a individualismo, egocentrismo e indolencia. Pero en realidad, por fortuna, estamos aprendiendo a ser responsables de nuestros asuntos mientras reconocemos la importancia de que los demás se hagan responsables de sí mismos. Se requiere, como complemento, que hagamos las cosas de un modo amoroso. No estamos buscando indiferencia sino compasión —un compartir de la pasión, amor con sabiduría— y empatía. La compasión se puede aprender e incorporar a la vida diaria. En lugar de nuestros usuales juicios de valor, podemos intentar ponernos en los zapatos de la otra persona.

Acepté la invitación a practicar un ejercicio que me sorprendió al dejarme ver que aún elaboro juicios de valor de forma automática. La meta consistía en reconocer el ser perfecto que en potencia existe en cada uno de nosotros. La tarea parecía sencilla. Debía desearle bendiciones a cada persona que se cruzara conmigo mientras caminaba en la mañana. Me encontré con que para algunos transeúntes me era difícil tener un sentimiento amable por el sólo hecho, por ejemplo, de que no me devolvían la sonrisa. Si no podía visualizar en ellos esa potencial de perfección, tampoco podía relacionarme con ella dentro de mí. Entendí cuán estricta soy conmigo misma y cómo mi percepción de mí misma y de los demás está con frecuencia teñida por mi estado de ánimo. De la doctora Carmen Escallón, que en medicina me empujó con su entusiasta ejemplo a moverme en la dirección en la que aún discurro, aprendí, entre otras cosas, la definición de 'violencia' que ella utilizaba: *violencia es no permitir que el otro sea en toda la legitimidad de su ser*.

Nosotros contribuimos al proceso de sanación de otros cuando los validamos, afirmamos, aceptamos, animamos y damos espacio para que se expresen en su totalidad. Así que opciones opuestas como manifestarnos ofendidos, juzgar o controlar, no sólo no son amorosas; son violentas.

El reiki implica el compromiso de crecer como personas. Por eso, cuestionarnos dónde estamos nos orienta y nos lleva a considerar cómo desarrollar ciertas cualidades que nos permitirán apoyar a otros.

Ya vimos que Usui invita a trabajar con honestidad en nosotros mismos. Al refinar nuestro carácter adquiriendo estas cualidades del sanador, al incrementar nuestra conciencia y recobrar la integridad perdida, al sanarnos, podemos expandir nuestro mundo espiritual. Seamos realistas también. Nuestro destino no es la perfección sino la totalidad. No es la quimera de llegar a ser sólo virtudes sino la sincera tarea de no negar nuestro lado oscuro. Nos habitan inevitables contradicciones, y depende en gran parte de cómo lidiamos con ellas que podamos trabajar por la salud nuestra, de otros y del planeta.

El sanador es responsable y honesto y tiene voluntad de servicio. Es generoso y puede, si es necesario y sin que sea en detrimento propio, posponer (no anular) los propios intereses por los del otro. A pesar de mi antipatía por las definiciones, adopto una de 'moral' que tiene mi diccionario Vox: *Disposición de ánimo para el cumplimiento de su misión,* pues ética y moral implican una forma de ver la vida, de asumir nuestra tarea de sanadores, que debe estar implícita en toda nuestra actividad. Para mí, la más simple de las definiciones de 'moral' se condensa en un sólo principio que se encuentra en el juramento hipocrático: *no hacer daño ni a sí mismo ni a los demás* ("Primum, nil nocere").

El practicante de reiki puede apoyar su propio proceso de sanación o el de otra persona de varias maneras, todas las cuales requieren un vuelco en las concepciones tradicionales del cuerpo, de la salud y la enfermedad:

1. Usando la imposición de manos para generar un cambio en el campo energético que se manifestará en las distintas dimensiones de la existencia de quien recibe.

2. Apoyando cambios en el estilo de vida, que incluyen una nutrición adecuada, suficiente actividad física y reducción del estrés. Estos cambios reflejarán un desarrollo emocional y mental y, a su vez, estimularán el ulterior desarrollo de estos aspectos del ser. Cuidar el cuerpo es dejar de escindirnos en soma y psiquis.

3. Facilitando la indagación de los patrones de comportamiento, creencias y actitudes que generan sufrimiento para incrementar la conciencia que conduce a los cambios necesarios para evitarlo.

4. Presentando la idea del cuerpo multidimensional, del síntoma como sím-

bolo y de las fricciones que ocurren entre esas distintas dimensiones del ser.

5. Invitando a mirar la enfermedad como una oportunidad de conocernos mejor, entender nuestros conflictos no resueltos y cómo ellos se manifiestan en nuestros cuerpos. ¿Para qué nos enfermamos?

Para cumplir esa tarea, cuando el sanador trabaja con otros:

1. Provee información que el otro está preparado para integrar, acorde con su etapa de desarrollo y nivel de conciencia.

2. Facilita el acceso al conocimiento que ya se posee. No existe un experto y un ignorante. Somos expertos sólo sobre nosotros mismos. El conocimiento existe en nosotros aunque aún no lo sepamos o no hayamos hecho uso de él. El sanador es un educador (del latín 'educere', significa *sacar lo que está dentro*), sabe que el otro tiene el conocimiento y lo invita a usarlo.

3. Estimula la búsqueda de una vida más consciente.

4. Se convierte en un vehículo de integración y testimonia la transformación.

5. Sirve de espejo para que el otro pueda tener una imagen de sí mismo.

6. Pone sus manos y transfiere energía. La imposición de manos sobre el cuerpo físico es necesaria para catalizar procesos.

EL SANADOR COMO APRENDIZ

Estoy de acuerdo con el doctor Jorge Carvajal en que un sanador debe ser un constante y humilde aprendiz que cultiva el desapego.

En cada acto de sanación, el otro es mi maestro; el acto de sanación, mi situación de aprendizaje. Cada persona es única en sus circunstancias. No podemos seguir la tendencia de clasificar al doliente según su dolencia y a prescribir siguiendo protocolos. Una fórmula es eso, un protocolo predeterminado que se prescribe indistintamente de las condiciones específicas que el enfermo experimenta. La actitud de aprendiz presupone que, ante cada persona, partimos de cero y adoptamos una actitud neutra. Las preconcepciones conducen al error, incluso en la investigación científica, donde se hace patente que no se puede separar el observador de lo observado.

En el acto de sanación lo ideal es guiarnos por la intuición, por los datos que el otro nos aporta y por nuestra evaluación de las circunstancias, de manera que usemos tanto nuestra inteligencia como nuestra sensibilidad. Ello requiere nuestra completa presencia. Primero, presentes en nuestro cuerpo, conscientes de nuestra postura corporal, de nuestra respiración y de lo que nos rodea. Toma unos minutos. Una vez lograda, buscamos presencia mental. Ponemos atención al flujo de nuestros pensamientos y a las emociones conectadas con ellos, sin juzgarlas ni combatirlas. Alcanzada ésta, nos convertimos en un buen observador y atento escucha, lo que permite un libre flujo de lo intuido, que guiará lo que hacemos.

Constatamos que hemos llegado a ese nivel cuando experimentamos esa sensación, parecida a la de un estado meditativo, en la cual somos uno con nuestro cuerpo y con lo que nos rodea en el momento presente. Nada más existe, no estamos preocupados ni ansiosos ni pendientes del tiempo que transcurre. Estamos por completo abiertos a lo que nos ofrece el momento y absorbemos cada partícula de experiencia con fruición pero sin darnos cuenta. Es un estado de fluidez, de máxima alerta, donde todo sucede sin esfuerzo.

El protocolo que por lo regular se aprende en reiki para la postura de las manos sobre el cuerpo, debe ser considerado como un punto de partida mientras el recién iniciado aprende a percibir la energía y tiene confianza suficiente en su condición de instrumento como para dejarse guiar por lo que intuye. Igual función cumplió en sus comienzos todo protocolo diseñado con fines terapéuticos.

Con frecuencia, los terapeutas, en especial quienes trabajan con energía, hablan de la importancia de la intención. Algunos postulan que la energía sigue a la mente y se considera que debemos tener la mente concentrada en una intención para conseguir un cierto resultado terapéutico. En mi experiencia esto presenta una serie de obstáculos. Ni nuestra intención y ni siquiera a veces la intención expresa de quien recibe corresponden por fuerza a las verdaderas necesidades del cuerpo multidimensional. Además, ¿la energía sigue a la mente? ¿Es el poder de nuestro pensamiento el que determina los cambios? ¿Se requiere un ejercicio mental para que la energía actúe?

Existe una enorme diferencia entre el uso de las facultades de la mente, en juego cuando uso mi pensamiento, y las facultades del espíritu, con el que me conecto cuando trabajo con la energía universal. No son mis pensamientos los que llevan a la transformación de la materia; es mi certeza, que reside en mi espíritu, a la que el mundo se conforma. El poder del pensamiento es limitado; el poder de la energía universal, no.

LA ALIANZA TERAPÉUTICA

Por otro lado, en la interacción con la persona que recibe nuestro tratamiento, creamos lo que se conoce en psicología como una "alianza terapéutica" que contiene, de manera implícita o explícita, los términos de un contrato que define nuestra relación. Los términos de ese contrato incluyen manejo del tiempo, el rol de cada uno de nosotros en la relación, confidencialidad, respeto mutuo, arreglos de dinero, etc. En toda alianza terapéutica se da lo que se conoce como "diferencial de poder". Aquél que viene a nosotros nos está depositando su confianza porque cree que podemos ayudarlo, nos considera el experto. Existe una cierta vulnerabilidad en quien se pone en una situación de dependencia frente a nosotros. Con frecuencia esto desencadena el fenómeno conocido como "transferencia", que es el restablecimiento inconsciente de una relación parento-filial que pertenece a la infancia. Se nos transfieren sentimientos y necesidades no resueltas, que en realidad no corresponden a la situación presente sino que se explican en el pasado. Esto puede resultar en frustración y desilusión hacia el terapeuta porque éste no juega el rol que de modo inconsciente se espera de él. Un caso típico es el de aquellas personas que en poco tiempo recorren las consultas de todo tipo de médicos y terapeutas, sin estar nunca satisfechos con la atención recibida. Refleja la transferencia de la relación con un progenitor a quien se percibió como incapaz de satisfacer las necesidades del niño.

Pero la transferencia también ocurre en la otra dirección. En este caso, se conoce como contratransferencia, y refleja las necesidades infantiles que aún conserva el terapeuta de ser admirado, aceptado y validado, necesidades que pasa a su cliente o estudiante, interfiriendo con la relación. Manifestaciones de que este fenómeno está ocurriendo y que deben alertar al terapeuta son: aparición de sentimientos demasiado negativos o demasiado positivos en relación con la otra persona, comparación constante de nuestro trabajo con el de otros, expectativa de recibir alabanzas por el "trabajo" realizado, olvidando que somos simples instrumentos de la energía universal y, sobre todo, frustración cuando el otro no está mejorando. El terapeuta debe estar alerta para detectar la aparición de estos fenómenos de transferencia y contratransferencia, aprender de sus propias necesidades no resueltas, y lograr desapegarse de los resultados. No hay ni éxito ni fracaso en lo que hacemos. No somos salvadores. A veces, lo único que se espera de nosotros, o lo único que podemos hacer, es respetar el proceso que vive el otro.

El sanador busca la humildad, una renunciación a la notoriedad y al protagonismo. En una sociedad competitiva, donde se le cae al caído porque no toleramos a los "perdedores", terminamos buscando celebridad para subsistir. Giramos en torno a un concepto de éxito basado en logros académicos, títulos y posesiones materiales, y por eso es muy difícil ser o mostrarse humilde. He observado, con asombro siempre inédito, que el tratamiento que recibo difiere según utilice o no, como prefijo, mi título de doctora. De repente adquiero valor y me hago respetable a los ojos del otro, aunque a veces, en ciertos círculos, lo contrario también sucede porque el médico es visto con recelo o se resiente la usual arrogancia del profesional. Tiene lógica que quienes hayan hecho aportes a la sociedad, quienes han sido estudiosos de los fenómenos humanos, reciban admiración y respeto. No tiene tanta lógica, en cambio, la asociación que hemos creado entre apariencia y respetabilidad.

Ser humildes implica entender que en el acto terapéutico el protagonista es el otro o que, tal vez, no hay protagonista, y que auscultaremos dónde tiene su conciencia para, basados en ello, apoyarlo. Ser multidimensionales implica que funcionamos en todas las dimensiones, aunque con frecuencia nuestra conciencia tiende a residir en una de ellas. Usui decía que la mente y el espíritu eran lo primero a sanar, de lo que se derivaba la sanación del cuerpo. La inteligencia del universo despierta la del cuerpo, que se adormece por falta de estímulo o exceso de estrés.

Al entender dónde está la conciencia de la persona a la que se está apoyando, se puede trabajar con ella desde su perspectiva de la realidad. En una relación terapéutica, tanto la percepción como la calidad de la relación y la fe en el proceso que se propone constituyen elementos claves que impulsan a la persona hacia el proceso de transformación y aceptación que a la larga la sanará.

Si la persona con quien estamos trabajando muestra una máxima preocupación por su cuerpo, su funcionamiento, sus síntomas, las medicinas que consume, lo que come, es probable que su conciencia esté enfocada en lo físico. Si tiene la consciencia en lo emocional, reportará su estado de ánimo, hablará de sus difíciles relaciones interpersonales, su descontento en el trabajo o la depresión que le produce la situación nacional. Se expresará en términos de sentimientos. Otras personas mostrarán una gran preocupación intelectual, un interés por conocer los fenómenos que subyacen a la enfermedad, habrán leído sobre medicinas alternativas, metafísica, ciencia y les costará trabajo ponerse en contacto con sus sentimientos. Esto sugiere que su consciencia reside en lo mental. Por lo común, se expresará en términos de lo que piensa. Y otros tendrán su consciencia en lo espiritual; hablarán de su conformidad con la voluntad de Dios o del universo y mostrarán una disposición humilde. Solicitan apoyo para su propio proceso interno cuando se quedan cortos de recursos y necesitan claridad para avanzar en momentos difíciles. En ocasiones podemos examinar, con la participación de la otra persona, aspectos relacionados con el grado de evolución que ha logrado; para ello hay que intentar entender el grado de responsabilidad que está asumiendo en la vida, que refleja el desarrollo de sus chakras.

EL SANADOR LLEVA UNA VIDA RÍTMICA

El sanador aprende a cuidar de sí, mantiene una vida rítmica, una sana alimentación, buena actividad física y toma medidas para reducir o compensar el estrés. Como el reiki se utiliza, en primer lugar, para apoyar el propio proceso de sanación, después de la iniciación al primer nivel, se insiste en los aspectos físicos del autocuidado.

Bajo la presión y demandas de la vida moderna y de la cultura, segmentamos nuestros movimientos, lo que crea patrones restrictivos que generan dolor. He encontrado muy útil dar y recibir Trager y moverme implicando todo el cuerpo, para mantenerme así en contacto con mi aspecto somático. Sé que cuando me muevo prevengo la acumulación de tensión cuando he estado sentada de continuo ante el ordenador. Por eso, busco un cambio constante de postura e introduzco frecuentes pausas. El concepto de la pausa es uno de los principios que aprendí de la práctica del Trager. El cuerpo necesita descansos. Es durante el sueño cuando el cuerpo emprende las tareas de regeneración y reparación de tejidos; es durante el reposo cuando el hipocampo envía a la corteza cerebral la información que constituirá nuestra memoria más permanente. Una vida rítmica implica momentos de actividad y también pausas para integrar lo aprendido. La vida está hecha de ciclos que debemos aprender a respetar; estos ciclos se manifiestan en las estaciones, en el día y la noche, en las diferentes etapas de desarrollo que atravesamos a través de la vida, en nuestra cronobiología.

En el hermoso film "Sueños", del director japonés Akira Kurosawa, un saludable aldeano de 103 años responde a un visitante que pregunta si la aldea tiene electricidad.

—No es necesaria, dice el anciano. La gente se acostumbra demasiado a las comodidades y después se les olvida lo que es de verdad bueno.

El visitante insiste:

—Pero, ¿y la luz?

—Tenemos velas y lámparas de aceite.

—Pero la noche es tan oscura, dice el visitante.

—Sí, así es como se supone que sea la noche. ¿Por qué ha de ser tan brillante como el día? A mí no me gustaría que las noches fueran tan claras que no se pudieran ver las estrellas, concluye el anciano.

La vida moderna nos mantiene en estado de agitación. Sentimos hasta remordimiento cuando reposamos durante el día y miramos con cierta mezcla de envidia y desdén a quienes conservan la sana costumbre de la siesta. Ya no trabajamos para vivir sino que vivimos para trabajar.

El sanador respeta la vida en todas sus formas y expresiones. Esto es coherente con su labor de sanador que es, en esencia, promover la vida.

PRIMUM, NIL NOCERE

Uno de los imperativos contenidos en el juramento que resume la ética que Hipócrates quiso transmitir a sus discípulos es: *Primero, no hacer daño.* Varias de sus cláusulas consideran diferentes aspectos de esta cuestión: aplicar medidas dietéticas para el beneficio del enfermo y cuidarlo de sufrir daños e injusticias. No administrar drogas letales ni hacer sugerencia sobre su uso. No suministrar remedios abortivos a las mujeres. Proteger la propia vida. Abstenerse de tener actividad sexual con los pacientes. Guardar confidencialidad sobre los asuntos de los mismos.

Traducido al tiempo de ahora y a la concepción dinámica de salud y enfermedad, el practicante de reiki debe aprender a respetar al *sanador entrañable.* Creo que parte de nuestra contribución es informar o invitar al paciente a buscar información que lo lleve a ser prudente frente a las opciones invasivas químicas, farmacológicas o quirúrgicas.

El equilibrio interno del cuerpo, del que depende el estado de salud, se sostiene sobre tres pilares básicos: alimentación adecuada, vida activa y reducción del estrés. Así, el trabajo preventivo del terapeuta se centra en fortalecer estos apoyos.

El sanador mantiene una actitud terapéutica permanente y se abstiene de hacer diagnósticos. En caso de que la persona ya haya sido diagnosticada, la ayuda a evitar su identificación con el rótulo que estos diagnósticos con frecuencia implican. Un "diabético" no es más que una persona que tiene problemas regulando sus niveles de azúcar sanguíneo. La idea de ser diabético evoca una condición de por vida. En cambio, la idea de una falta de equilibrio que depende de las condiciones de vida constituye una invitación a hacernos cargo de nuestra salud y siembra la esperanza de modificar la condición de forma favorable. He visto una y otra vez resultados positivos de este enfoque, en especial cuando el "enfermo" recibe el planteamiento de una persona en la que cree.

Recordemos que podemos programar información en la neocorteza, la cual determinará la futura respuesta del cuerpo. Cuando una persona se identifica con la condición que le ha sido diagnosticada, ésta se tornará en el centro de su vida y construirá su realidad en función de ella. Incluso le servirá de justificación para enfrentar situaciones sin tener que solucionarlas. Cuando estamos apoyando la sanación de alguien y sugerimos, si es apropiado, que el síntoma puede ser un símbolo, contribuimos a que el otro se centre en su sanación y no sólo en la curación, de acuerdo con la definición que hemos dado. La enfermedad física o mental reporta ventajas psicosociales de las cuales uno no es consciente. Nuestro apoyo puede incluir la orientación de la persona en la búsqueda de canales sanos de expresión y resolución de conflictos.

Esta visión dinámica del cuerpo humano nos convence de que éste busca sin tregua un estado de equilibrio que depende de una adecuada comunicación entre los órganos; esa comunicación sucede en las diferentes dimensiones del cuerpo, como ya hemos visto. La energía en que estamos embebidos configura "mapas" que el cuerpo usa de referencia, la interacción entre genes determina y regula la producción de ciertas moléculas mensajeras, y éstas buscan su pareja en la geografía interna de nuestro cuerpo denso para mantener estables las condiciones. Esta visión apoya la convicción de que existe una inteligencia en el cuerpo, que éste aprende y evoluciona a través del tiempo, utiliza los recursos hereditarios y posee la capacidad para autorregularse, autorrepararse y autorregenerarse. Todo está conectado de modo inextricable, y nuestro cuerpo merece todo el respeto y consideración.

Pero aun si tenemos las mejores intenciones de respetar nuestro cuerpo, no existimos en aislamiento. Formamos parte de una comunidad con peculiaridades que, hoy por hoy, obstaculizan nuestro camino hacia la salud y que no pueden ser vencidas por el solo individuo.

A medida que se comprenda mejor cómo las emociones y el grado de armonía interior pueden determinar la salud o la enfermedad, todos nos responsabilizaremos más en cuanto a nuestras maneras de relacionarnos con nosotros mismos, con los demás y con el cosmos.

ANEXOS

ANEXO 1. INVESTIGACIÓN Y REIKI

Una de las dificultades encontradas por los investigadores en este campo de la sanación es que todavía no existen instrumentos apropiados ni financiación suficiente para desarrollar sus estudios. Sin embargo, la investigación que se ha hecho sobre reiki ha demostrado sus efectos benéficos y ha sido aceptado por la Organización Mundial de la Salud (OMS) como una de las medicinas alternativas que actúan sobre el campo biológico (Biofield Medicines). En muchos hospitales del mundo, reiki se usa para aliviar el dolor de pacientes con cáncer y terminales.

Hasta ahora, la investigación se ha concentrado en dos áreas importantes: una, los efectos clínicos y fisiológicos del reiki; se trata de cuantificar los cambios en aspectos mensurables de la actividad biológica del sujeto y su efecto sobre una enfermedad en particular. La otra estudia el fenómeno de la sanación en sí misma.

Varios efectos bioquímicos y fisiológicos del reiki y terapias similares han sido comprobados. La zoóloga y sanadora inglesa Tony Bunnell ha publicado sus estudios sobre cambios en la actividad enzimática celular al usar imposición de manos. El doctor Daniel Benor hizo una revisión extensa de las publicaciones existentes sobre la eficacia de la sanación por imposición de manos, y encontró que cerca de dos tercios de estos escritos reportaban resultados significativos. Los estudios incluían los efectos tanto de la imposición directa de las manos como de la sanación a distancia. Los sujetos de investigación iban desde microorganismos, plantas y animales hasta humanos.

William Lee Rand, del International Center for Reiki Training, ha publicado artículos en los que reseña investigaciones que confirman la efectividad del método. Propongo unos ejemplos presentados por Rand:

- Wendy Wetzel, enfermera, encontró que subían los niveles de hemoglobina en los recién iniciados al reiki. Este resultado ha sido encontrado por otros investigadores.

- Janet Quinn, en la Universidad de Carolina del Sur, realizó un experimento en el cual confirmó que bajaba el nivel de ansiedad después de la aplicación de las manos.

- Daniel Wirth, del Healing Sciences International de California, demostró que aceleraba la cicatrización de heridas con el reiki.

Los siguientes son algunos de los efectos del reiki ya comprobados experimentalmente:

- Ayuda a aliviar el dolor y tranquiliza.
- Reduce la fatiga y el estrés.
- Estimula la producción de glóbulos blancos (linfocitos) y rojos.
- Apoya la resolución de problemas emocionales.
- Acorta el tiempo en la sanación de heridas.
- Disminuye el tiempo de sangrado.

Varios autores explican el fenómeno de la sanación en función de una sincronicidad que ha sido observada entre ondas magnéticas de la tierra, ondas encefálicas y ondas emitidas por la mano del sanador. Estudios realizados con atletas y músicos han demostrado que éstos logran su mejor rendimiento cuando entran en un estado conocido como "la zona", descrita como un momento de totalidad interna, de conexión con el todo, en el cual su desempeño no requiere esfuerzo ni estar conscientes del trabajo que realizan. Este estado es similar al logrado por quienes meditan, y también es común encontrarlo en los sanadores.

La experiencia más común de quien recibe reiki es una profunda relajación. Los estados de excitación y relajación implican a todo el cuerpo, pero se hacen más evidentes en los sistemas nervioso autónomo, músculo-esquelético y endocrino. Se ha propuesto que cuando cede la tensión muscular, esto repercute de inmediato en todo el cuerpo causando un efecto mental sedante que se ha atribuido a la secreción de endorfinas y también lo contrario, que el aquietamiento de la mente, facilitado por el ambiente tranquilizador y la confianza en el sanador, conduce a la relajación muscular.

Se han intentado varias explicaciones para la relajación causada por el reiki. La persona que recibe el tratamiento está haciendo una pausa en sus actividades y está concentrándose en la experiencia de sentirlo. Está siendo tocada por alguien a quien le importa, lo que equivale al efecto sedante de una caricia. Se ha publicado abundante literatura sobre cómo el contacto físico que se percibe como seguro —abrazos y caricias— activa los receptores nerviosos de la piel e induce una respuesta de relajación mediada por el sistema nervioso parasimpático.

También cuenta en el efecto relajante la calidad de la relación que se establece con quien administra el reiki. De modo inconsciente, siempre estamos evaluando la calidad de las relaciones en que nos vemos involucrados. La primera reacción del cuerpo ante una situación relacional es de tensión. Cuando se percibe la posibilidad de confiar, la adrenalina vuelve a bajar a sus niveles normales, y el cuerpo se entrega a la experiencia. Toda situación placentera desencadena la producción de endorfinas.

El doctor Herbert Benson, fundador del Mind-Body Medical Institute ha estado investigando la llamada "respuesta de relajación sobre el cuerpo humano". En un comienzo, sus estudios se centraron en las consecuencias de la meditación trascendental, a la que le encontró efectos cardiovasculares benéficos y luego, cuando descubrió que la gente persistía en el uso de la meditación más fácilmente si repetía oraciones, investigó el valor terapéutico de la fe. El Dr. Benson sigue investigando la respuesta de relajación.

Existen otras explicaciones metafísicas que, sin embargo, no pueden sustentarse en experimentación científica.

Quienes practicamos reiki lo hemos encontrado útil para apoyar, sin sustituir, cualquier tratamiento médico de enfermedades tanto agudas como crónicas y para brindar alivio a pacientes terminales. Durante más de diez años lo he utilizado conmigo misma, casi a diario, para toda clase de condiciones. No he acudido a ningún fármaco, ni siquiera una aspirina, sólo suplementos nutricionales en épocas de excepcional estrés o cuando mi cuerpo parece necesitarlos.

En el pabellón infantil de un hospital donde dictaba clases a los internos de Medicina, un niño de doce años estaba postrado en la cama con leucemia. No tenía energía suficiente para incorporarse, no podía comer y sufría de diarrea. Le pedí autorización para administrarle reiki. Me contó que su abuela, quien lo había criado, había muerto de cáncer menos de un año antes y que los síntomas de la abuela eran similares a los suyos. Es muy común, y está documentado en la literatura médica, encontrar una pérdida significativa en el pasado reciente (dos o tres años) de una persona que sufre de cáncer. Incluso se le ha asignado a la depresión que sigue a la pérdida una relación causal. Hoy en día sabemos que los estados de ánimo se expresan en el funcionamiento del cuerpo, en particular del sistema inmune, y el desempeño de la inmunidad es crucial en la aparición del cáncer.

Cuando regresé al día siguiente para la segunda sesión, la diarrea había cedido y el jovencito había empezado a comer. No le habían administrado ninguna medicina, pues su padre no había conseguido fondos para pagar las costosas inyecciones que se prescriben en estos casos. El tercer día lo encontré sentado en el salón de juegos viendo televisión. Ahora sonreía. El padre me pidió que continuara con el tratamiento. Todavía no habían empezado con la medicación. Cuando volví un par de días más tarde, ya no lo encontré, había sido dado de alta y no volví a saber de él.

La ciencia actual no tiene cómo medir ciertos resultados. En este caso, el recuento de glóbulos blancos permaneció elevado en la sangre. No había una correlación exacta entre resultados de laboratorio y mejoría clínica. La investigación de la sanación energética no puede realizarse según los protocolos tradicionales ni con los procedimientos y aparatos de medición que ha utilizado la medicina en el siglo XX.

Una anécdota no dice mucho. Pero miles de anécdotas como ésta son relatadas por los practicantes.

ANEXO 2. LA NUTRICIÓN, UN PILAR FUNDAMENTAL DE LA SALUD

Por primera vez en la historia de la medicina que llamamos alopática, se han unido la Asociación Estadounidense del Corazón, la Sociedad Estadounidense contra el Cáncer y la Asociación contra la Diabetes para hacer educación preventiva. Estas tres organizaciones lideran la educación masiva, el entrenamiento de profesionales y la investigación gracias a sus campañas de finanzas nacionales y locales. La investigación financiada por ellos ha llegado a la conclusión de que las enfermedades cardiovasculares, el cáncer y la diabetes tienen los mismos factores de riesgo y causan las dos terceras partes de las muertes en EE.UU. Los países del tercer mundo, en la medida que adoptan el modelo de vida estadounidense, siguen el mismo camino. Por eso, la prevención tiene que basarse en el cambio del estilo de vida.

Si se implementaran regulaciones en la industria de alimentos que impidieran que las comidas y bebidas procesadas, cargadas de azúcares, grasas parcialmente hidrogenadas (grasas trans), grasas saturadas, sal y aditivos químicos salieran al mercado, estas industrias sufrirían pérdidas billonarias. Sus ganancias están sustentadas en la promoción de hábitos que enferman. Y uno se pregunta cómo la libertad puede consistir en que unos pocos se benefician a costa del bienestar de la mayoría. Pero los cambios requieren una consciencia masiva. Aquí presento las recomendaciones nutricionales más recientes de la Sociedad Estadounidense contra el Cáncer.

1. Coma cinco o más porciones de vegetales y frutas cada día.
   - Incluya vegetales y frutas en cada comida y entre comidas.
   - Coma distintas clases de vegetales.
   - Limite el consumo de papas fritas y otros vegetales fritos.

- Elija bebidas que contengan 100% de puro jugo.

2. Escoja preferiblemente granos enteros en lugar de refinados. Tampoco consuma azúcar refinada.

- Prefiera el arroz integral, pan integral, pasta hecha de sémola integral y cereales enteros.

- Limite el consumo de carbohidratos refinados, incluyendo bizcochos, cereales azucarados, gaseosas y azúcar.

3. Limite el consumo de carnes rojas, especialmente las procesadas y las ricas en grasa.

- Escoja pescado, pollo o frijoles como alternativa a la carne de res, cerdo o cabra.

- Cuando coma carne, elija carne magra y porciones pequeñas.

- Prepare la carne al horno o hervida en lugar de frita o a la parrilla.

4. Elija comidas que le ayuden a mantener un peso saludable.

- Cuando no coma en casa, elija comidas bajas en grasa, calorías y azúcar, y coma porciones pequeñas.

- Coma porciones pequeñas cuando consuma comidas ricas en calorías. Tenga claro que "bajo en grasa" o "sin grasa" no es lo mismo que "bajo en calorías". Las tortas, galletas y comidas similares con rótulos de bajo en grasa tienen muchas calorías.

- En lugar de comidas ricas en calorías como patatas fritas, hamburguesas, pizza, helado u otros dulces, consuma vegetales y frutas.

5. Adopte un estilo de vida activo.

6. Mantenga un peso saludable toda la vida.

- Compense el ingreso calórico con más actividad física.

- Pierda peso si es obeso o tiene sobrepeso.

7. Si ingiere alcohol, limite el consumo.

Arjava F.: "Reiki, the Legacy of Dr. Usui". Lotus Light, 1999.

Benor, DJ: "Healing Research", Volume I, Scientific Validations of a Healing Revolution, Southfield, MI. Vision Publications, 2001.

Bloom, J.: "Junk Science as Much a Part of 'Fat epidemic' as junk food". En: Advertising Age. 76, (Enero, 24, 2005), p25.

Bodynamic Institute USA: "About Bodynamic analysis". En www.bodynamicusa.com/AboutBDYN.html. 1999.

Book, H.: "Brief Psychodynamic Psychotherapy", American Psychological Association, 1997.

Brennan, B.A.: "Manos que curan", Martínez Roca Ediciones, 1990.

Brennan, B.A.: "Hágase la Luz", Martínez Roca Ediciones, 1994.

Brines, R.: "Neuroendocrineimmunology today". Inmunology Today, 1994.

Buhler, R.: "Pain and Pretending". Thomas Nelson Publishers, 1988.

Capra, F.: "The Immune System our Second Brain". En www.resurgence.gn.apc.org/articles/capra.htm

Carter, R.: "El Nuevo Mapa del Cerebro". Integral, 1998.

Carvajal, J.: "Un Arte de Curar". Norma, 1995.

Castaneda, C.: "El Fuego Interno". Gaia Ediciones, 1994.

Chang, J.; Fisch, J.; Popp, F.: "Biophotons". Book News, Inc., 2002.

Chopra, D.: "Cuerpos sin edad, mentes sin tiempo", Ediciones B, 2002.

Cohen, P.: "You are what your mother ate2. En: New Scientist, 179, 8/9/2003, p14.

Cousins, N.: "Anatomy of an Illness", Bantam Books, 1979.

DSM IV, American Psychiatric Association, 1994.

Freud, S.: "La Histeria". Alianza editorial, 1970.

Fritz, S.: "Mosby's Fundamentals of Therapeutic Massage", Mosby, 2000.

Gerber, R.: "La curación energética". RobinBook, 1993.

Gleick, J.: "Caos: la creación de una ciencia". Seix Barral, 1998.

Kouguell: "Mind/Body Therapy" en Magazine for Hypnosis and Hypnotherapy. En www.hypnos.co.uk/hynomag/kouguel15.htm.

Juhan, D.: "Job's Body, A Handbook for Bodyworkers". Station Hill Press, 1987.

Levine, P.A.: "Curar el truma", Urano, 1999.

Locke, S. y Colligan, D.: "El médico interior: la nueva medicina de la mente y del cuerpo", Ed. Apóstrofe, 1991.

Myss, C.: "Anatomía del espíritu", Ediciones B, 2005.

Moreno, J. L.: "Psicoterapia de grupo y psicodrama". Fondo de Cultura Económica, 1959.

Newberg, A.; D'Aquili, E. y Rause, V.: "Why God Won't Go Away". Science and the Biology of Belief, m.d., Ballantine Books, 2001.

Oschman, J.L. y Oschman, N.: "How Healing Energy Works". www.bodywork-res.com

Osho: "El sendero del zen", Ed. Kairós, 2006.

Page, J.: "CranioSacral Therapy 21 years on". Upledger Institute. En www.upledger.com/cstam.htm, 2000.

Pert, C.B.: "Molecules of emotion, the science behind Mind-Body Medicine", Touchstone edition, 1999.

Quinn, D.: "Ismael", Artime Ediciones, 2006.

Sagan, C.: "Cosmos", Planeta, 1980.

Sagan, C: "Los dragones del Edén", Ed. Crítica, 2006.

Shea, M.J.: "Somatic Psychology for Bodyworkers", Shea Educational Group, 2000.

Sheperd P.: "Body-Mind Defences". En www.trans4mind. u-net.com/transform4.13.htm. 2000.

Stanihurst, R.: "Toque de Alquimia" (texto del siglo XVI editado por Pedro Rojas García, "Azogue", nº 4, 2001. En http://come.to/azogue).

Stein, H.F.: "What is Therapeutic in Clinical Relationships?" En: Family Medicine, Vol. XVII, (Sept-Oct. 1985).

"The Hippocratic Oath", Translation and Interpretation from the Greek by Ludwig Edelstein. Baltimore, Johns Hopkins Press, 1943.

Thibodeau, G.A. y Patton, K.: "Anatomía y fisiología", Eisevier, 1995.

Villoldo, A.: "Los Cuatro Vientos", Planeta, 1992.

Watzlawick, P.; Beavin, J. y Jackson, D.: "Teoría de la comunicación humana", Herder, 1993.

Portales de Internet que se consultaron:

Sobre Budismo
www.budsas.org/ebud/whatbudbeliev/78
www.zencomp.com/greatwisdom/

Sobre Física y Energía

www.chiexplorer.com
www.imagine.gsfc.nasa.gov/docs/science/know_l1/emspectrum
www.kheper.net/topics/chakras/nadis.html
www.nal.usda.gov/fnic/etext/000062.html

Sobre Salud y Relación cuerpo-mente
www.americanheart.org
www.analesdemedicina.com
www.bodywork-res.com
www.cancer.org
www.coxnews.com
www.diabetes.org
www.gsdl.com/news/connections/vol2/conn19981014.html
www.mbmi.org/research/default.asp
www.night–thunder.com/brainbal.html
www.robertogiraldo.com/esp/articulos/resumenyreportejulio2002.html
www.rethinkingaids.com
www.repairfaq.cis.upenn.edu/sam/icets/basicp.htm
www.the-scientist.com/news/20040618/01

Sobre Nutrición
www.aidsnutrition.org/
www.business.fortunecity.com/mcca w/204/id36.htm
www.gmhc.org/health/nutrition.html
www.thebody.com/cdc/faqnut.html

Sobre Reiki y Cuerpos sutiles
www.angelreiki.nu/ryoho/shoden.html
www.angelreiki.nu/ryoho/tendai.htm
www.lifepositive.com/body/energy-healing/reiki/reiki-energy.asp
www.oshogulaab.com/osho/textos/librochakras.html
www.reikihistory.topcities.com/usui.html
www.soulworkings.com/reiki_research.html
www.usuireiki.fsnet.co.uk/myhistory.html
www.geocities.com/drukmar/

www.ingramcontent.com/pod-product-compliance
Lightning Source LLC
Chambersburg PA
CBHW032011170526
45157CB00002B/647